DIE GRUNDLAGEN DER UNSPEZIFISCHEN THERAPIE

VON

PROFESSOR DR. WOLFGANG WEICHARDT

WIESBADEN

MIT 8 ABBILDUNGEN

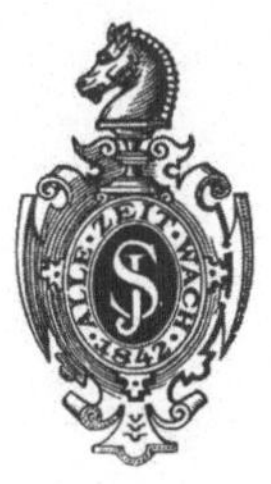

SPRINGER-VERLAG BERLIN HEIDELBERG GMBH 1936

ISBN 978-3-662-40792-9   ISBN 978-3-662-41276-3 (eBook)
DOI 10.1007/978-3-662-41276-3

Vorwort.

Zwei Gebiete haben in den letzten Jahrzehnten die besondere Aufmerksamkeit immunbiologisch arbeitender Kreise auf sich gezogen:

1. das Phänomen der Überempfindlichkeit,
2. das unspezifisch-therapeutischer Beeinflussungen.

Wie aus dem Literaturverzeichnis ersichtlich ist, habe ich schon vor Jahrzehnten die Anschauung vertreten, daß das Studium der bei beiden Vorgängen als intermediäre Spaltprodukte entstehenden Wirkstoffe uns zur weiteren Erkenntnis führt.

Diese Theorie, die ich auf Grund experimenteller Studien zuerst mit wenig Zustimmung von anderer Seite zur Erklärung unspezifisch-therapeutischer Beeinflussungen aufstellte, hat sich mir im Laufe der Jahre immer von neuem als fruchtbar und wegleitend erwiesen und regte zu weiteren Studien an. Es handelt sich um eine Theorie mit Erklärungswert; denn die Tatsache, daß durch die verschiedensten unspezifisch-therapeutischen Einflüsse auf den Organismus ganz ähnliche Wirkungen hervorgerufen werden können, wird unserem Verständnisse dadurch näher gebracht.

War früher angenommen worden, daß das Fieber[1], die Leukocytose, die Antikörperbildung oder andere Erscheinungen, die dem jeweiligen Untersucher am nächsten lagen, die *Ursache* der Heilwirkung seien, so konnte jetzt gefolgert werden, daß durch die verschiedensten chemischen, aber auch physikalischen Einflüsse auf den Körper Wirkstoffe entstehen, die die Ursache der bei richtiger Dosierung meist als „Leistungssteigerung" zu beobachtenden Erscheinungen in den allerverschiedensten Organen sind („Protoplasmaaktivierung"). Im Laufe der Jahre hat die Diskussion dieser allgemeinen Annahme zu ihrer Begründung und zu Einzelstudien Anlaß gegeben, bei denen die Natur der parenteral entstehenden Wirkstoffe immer wieder in den Vordergrund des Interesses trat.

Ich habe die auf diesem Gebiete bekannten experimentellen Daten und die daraus zu ziehenden Folgerungen zusammengestellt und glaube damit Fachgenossen, die dem Gebiete ferner stehen und denen es bei der außerordentlichen

---

[1] Diese Annahmen tauchen in neueren Arbeiten meist klinischer Autoren leider immer wieder auf und werden zu Grundlagen „neuer" Systeme und Benennungen gemacht, als wenn die früheren Arbeiten, die die Unmöglichkeit einer derartigen einseitigen Auffassung dartun, überhaupt nicht vorhanden wären.

Größe der Literatur nicht möglich ist, die Originalarbeiten zu lesen, genützt zu haben. Es gibt ja immer noch sonst sehr verdiente Forscher, die, wenn sie von der unspezifischen Therapie reden, erklären, „daß davon gar nichts bekannt sei". Gewiß, wir stehen auch hier erst am Anfange der Entwicklung eines wichtigen Grenzgebietes, aber ich hoffe gerade mit dieser Zusammenfassung zu zeigen, daß doch schon Manches auf experimenteller Basis gesichert steht und daß das planlose Herumprobieren auf diesem Gebiete vergangenen Zeiten angehört. Richtig wäre es, wenn diese Autoren, statt zu erklären „von der unspezifischen Therapie weiß man gar nichts", sagen würden, „von der unspezifischen Therapie weiß ich gar nichts". Daraus erwächst ihnen kein Vorwurf, denn es ist ja dem Einzelnen unmöglich, die Originalarbeiten aller Fachgebiete gleich gut zu kennen.

Der Notgemeinschaft der deutschen Wissenschaft, die in den letzten Jahren diese Arbeiten dauernd unterstützt hat, sei auch an dieser Stelle mein Dank ausgesprochen.

Wiesbaden, im März 1936.

Der Verfasser.

Inhaltsverzeichnis.

Einleitung.

Über unspezifische Therapie oder Umstimmungsbehandlung ist im letzten Jahrzehnt von theoretischer und praktischer Seite ein fast unübersehbares Schrifttum entstanden.

Die Namengebung ist keine einheitliche. Manche Autoren hielten es für angebracht, zunächst besondere Namen für diese Therapie einzuführen. Als Fortschritt kann dieses Bestreben, immer neue Namen zu erfinden, nicht aufgefaßt werden. Er ist auch auf diesem Gebiete lediglich durch mühsames experimentelles Studium der Grundlagen zu erreichen. Nur so werden wir in der Lage sein, die Bedingungen eines sachgemäßen therapeutischen Handelns mehr und mehr kennenzulernen, so daß das Unsichere, das dieser Therapie noch anhaftet, mit der Zeit vollkommen verschwindet.

Als charakteristischste Bezeichnung dieser Behandlungsart ist die der *unspezifischen Therapie*[1] allen anderen Bezeichnungen bei weitem vorzuziehen. Wir werden später die Berechtigung dieser Namengebung erkennen. Sie steht im Gegensatze zur *spezifischen Therapie*.

Das Studium der unspezifischen Therapie ist nach zwei Richtungen hin durchgeführt worden:

1. nach der experimentell-biologischen und
2. nach der rein chemischen Seite.

Hier liegen noch weite Entwicklungsmöglichkeiten.

Es erschien vorteilhaft den neuesten Stand dieser beiden Forschungsrichtungen wieder einmal möglichst übersichtlich darzustellen. Dabei war es unmöglich, alle Originalarbeiten über dieses interessante Gebiet ausführlich zu berücksichtigen. Ein vollständiges Literatur- und Sachverzeichnis ermöglicht es demjenigen, der hier weiter arbeiten will, sich das Schrifttum ohne Schwierigkeiten zugänglich zu machen.

Vielfach ist mit Recht betont worden, daß die unspezifische Therapie rein empirisch schon längst betrieben worden ist (A. BIER, v. CZERNY, ERB u. a.). Ja, schon die alten Ärzte brachten es auf diesem Gebiete zu bemerkenswerten Erfolgen, indem sie Aderlässe, Transfusionen, das Haarseil, physikalische Maßnahmen usw. anwendeten.

Man kann auch nachträglich manchem der recht vagen Aussprüche aus früherer Zeit eine Deutung geben, die mit der neuerdings gewonnenen experimentellen Erkenntnis übereinstimmt. Immerhin, der reinen Empirie waren auch hier bald Grenzen gezogen. Die Zeit des oft planlosen Hin- und Herprobierens ist auch auf diesem Gebiete jetzt endgültig vorüber. Sie führte teils zu unberechtigter Überschätzung, teils auch zu Unterschätzung an sich guter Maßnahmen, die

---

[1] Syn.: Umstimmungsbehandlung, Proteintherapie, Reiztherapie, nichtspezifische Vaccinebehandlung usw.

dann oft wieder ganz in Mißkredit und Vergessenheit gerieten, wie z. B. die Transfusion.

Nachdem wir durch die experimentellen Studien des letzten Jahrzehntes besser über die Grundlagen der unspezifischen Beeinflussungen unterrichtet worden sind, so daß eine objektive Kritik möglich ist, ist das ganze Gebiet erst dauernd in unseren Besitz übergegangen.

Es zeigt sich also auch hier wieder, daß praktische Handhabung allein, ohne die richtigen theoretischen Grundlagen und Vorstellungen, unmöglich einen gesicherten Aufstieg bedingen kann.

Das Charakteristische der unspezifischen Therapie.

Unspezifische Therapie einerseits und *spezifische* andererseits werden am besten durch Gegenüberstellung charakterisiert[1].

Was die *spezifische* Therapie betrifft, so waren es die Arbeiten der großen Immunitätsforscher, eines R. Koch, E. v. Behring, P. Ehrlich, R. Pfeiffer u. a., durch die gezeigt wurde, daß der Körper auf Einverleibung sog. Antigene, d. h. antikörperbildender Stoffe, Antikörper bildet, die in der verschiedensten Weise mit diesen Antigenen reagieren, und zwar oft noch in Verdünnungen, die uns immer wieder in Erstaunen setzen.

Als klarstes und prägnantestes Beispiel spezifischer Beeinflussung ist seit den Behring-Ehrlichschen Arbeiten die Diphtherietoxin-Antitoxinbeeinflussung bekannt. Wir wissen, daß das Antitoxin nur einen ganz geringen Teil der eingespritzten Serummenge ausmacht. In den Körpersäften findet eine weitere ungeheure Verdünnung statt. Und doch genügt das Antitoxin selbst in dieser Verdünnung, um beträchtliche Mengen des Diphtherietoxins abzufangen und zu entgiften, vorausgesetzt, daß es zeitig genug einverleibt wird. Es wird also nur an das Diphtherietoxin spezifisch gebunden, sonst hat es keine ausgesprochene Affinität zu *anderen Bestandteilen des Körpers.*

Bekanntlich führten Ehrlich die Gesetze der Spezifität dazu, die Wissenschaft der Chemotherapie zu begründen und auszubauen und Chemotherapeutica zu suchen, die in spezifischer Weise nur auf ganz bestimmte Erreger oder deren Produkte wirken, die Zellen des Körpers aber möglichst unbeeinflußt lassen sollen.

Bei der *unspezifischen Therapie* handelt es sich im Gegensatz dazu um *eine Beeinflussung der Zelle,* die zu einer Umstimmung führen soll. Diese kann in den meisten Fällen, vor allem innerhalb der Grenzen physiologischen Geschehens, als *Leistungssteigerung* charakterisiert werden und ist mit den *verschiedensten* Spaltprodukten, optimale Dosierung vorausgesetzt, zu erzielen. Nur wenn verhältnismäßig große Dosen oder entsprechend *eingestellte* Erfolgsorgane vorhanden sind, erfolgt Lähmung. In der letzten Zeit sind gerade die lähmenden Wirkungen verhältnismäßig oft mit chemisch definierten Spaltprodukten studiert worden. Notwendig ist es allerdings zu betonen, daß die dabei verwendeten Dosen meist bei physiologischen Vorgängen kaum jemals vorkommen werden, wohl aber bei pathologischem Geschehen.

---

[1] In der Praxis werden allerdings — wie wir sehen werden — oft beide Arten der Beeinflussung am therapeutischen Erfolge beteiligt sein.

Einheitliche Auffassung der Wirkung unspezifisch-therapeutischer Beeinflussungen. Vereinheitlichendes Prinzip mit Erklärungswert.

Vor meinen Untersuchungen über die Ursachen unspezifisch-therapeutischer Beeinflussungen war die Tatsache bekannt, daß durch die verschiedensten, schon von den alten Ärzten angewandten Verfahren (Aderlässe, Haarseil, Transfusionen usw.) im Grunde genommen gleiche therapeutische Effekte zu erzielen sind. Mir lag daran, diese Tatsache einer einheitlichen Erklärung zugänglich zu machen.

Die früheren Erklärungen der Heilwirkung konnten nicht befriedigen. Durch sie wurde stets eines der vielen Symptome, das dem jeweiligen Untersucher am nächsten lag, wie Fieber, Leukocytose, Antikörperbildung, Entzündung u. a., in den Vordergrund gestellt und als Ursache des Erfolges angesehen. So kam es, daß ein Gesamtbild nicht gewonnen werden konnte[1].

Auf Grund meiner Untersuchungen stellte ich den Begriff der *Aktivierung der Zellfunktion durch sekundär im Körper entstehende Wirkstoffe (Protoplasmaaktivierung)* in den Vordergrund der Betrachtung und diese Auffassung fand, wie aus dem Schrifttum ersichtlich ist, weitgehenden Widerhall. So setzte von diesem Zeitpunkte an eine Neubelebung des ganzen Gebietes und ein außerordentliches Anwachsen der Literatur ein. Diese Auffassung, vor allen Dingen der Begriff der Protoplasmaaktivierung, ist allerdings auch bekämpft worden. Meines Erachtens wurde bei diesen Angriffen die experimentelle Begründung der Anschauungen nicht genügend berücksichtigt.

Ich habe zuerst an vielen Beispielen nachgewiesen:

1. Daß die Mehrzahl der im Körper entstehenden Spaltprodukte in optimaler Verdünnung auf die verschiedensten *isolierten Organe* leistungssteigernd wirkt. Auch am *Gesamtorganismus* war eine gleiche Wirkung festzustellen.

2. Daß diese Leistungssteigerung nicht spezifisch ist; sie konnte sowohl mit höhermolekularen als auch mit weiter abgebauten, chemisch definierbaren Reinprodukten — optimale Dosierung vorausgesetzt — hervorgebracht werden.

3. Ich zeigte an gut überblickbaren Beispielen, daß die zur Leistungssteigerung führende optimale Dosierung der verwendeten Wirkstoffe durchaus vom Zustande des verwendeten Objektes abhängt. Mit anderen Worten: Eine *Zustandsänderung* des Erfolgsorganes ist für die Wirkung der verwendeten Spaltprodukte maßgebend.

Das klarste Beispiel hierfür, an dem ich dieses Verhalten zuerst demonstrierte, war die Wirkung auf das isolierte Herz:

Normale isolierte Herzen wurden von derartigen Spaltprodukten in hohen Verdünnungen durchaus nicht beeinflußt. Ganz anders ermüdete Herzen. Hier vermochten schon ganz außerordentliche Verdünnungen die alte Hubhöhe und Schlagfolge wieder herzustellen. Dabei konnte auch hier von einer *Spezifität* gar keine Rede sein; denn die allerverschiedensten Spaltprodukte, chemisch definierbare und auch höhermolekulare Komplexe, zeigten in starken Verdünnungen die gleiche Wirkung.

---

[1] Neuerdings besteht vielfach die Neigung, in der Beeinflussung eines übergeordneten Systems, z. B. des sympathischen Nervensystems, eine vereinheitlichende Ursache zu finden. Allerdings muß dann eine dem wirklichen Geschehen vielfach nicht entsprechende Schematisierung mit in Kauf genommen werden.

Ebenso waren am Gesamtorganismus die gleichen Gesetzmäßigkeiten experimentell zu verfolgen[1]. Praktisch besonders wesentlich und auch quantitativ gut ausführbar ist am Gesamtorganismus z. B. die Messung der *Antikörperbildung*. Es zeigte sich, daß am normalen, nicht beeinflußten Organismus nach Injektion der verschiedensten Spaltprodukte das Auftreten spezifischer Antikörper nicht nachzuweisen war. Ganz anders, wenn durch Vorbehandlung mit einem Antigen ein spezifischer Antikörperspiegel bereits vorhanden war. Wurden einem *immunisierten* Individiuum Spaltprodukte in optimaler Konzentration einverleibt, so trat eine quantitativ meßbare, beträchtliche Steigerung des jeweils vorhandenen *spezifischen* Antikörperspiegels ein. Dabei wirkten die verschiedenen Spaltprodukte wieder durchaus einheitlich im Sinne der Steigerung des jeweils bereits vorhandenen Antikörperspiegels.

Aus all diesen Versuchen schälte sich mir ein *vereinheitlichendes Prinzip mit Erklärungswert* heraus, durch das die früher nicht erklärbare Tatsache der gleichsinnigen Wirkung verschiedener Maßnahmen einer Erklärung zugänglich wurde.

Ich nahm an, daß durch die verschiedensten Eingriffe der Stoffwechsel derartig beeinflußt werden kann, daß sekundär im Körper aktivierende Spaltprodukte (Wirkstoffe) entstehen, die für die einheitliche, meist leistungssteigernde Wirkung verantwortlich zu machen sind. Im Grunde genommen ist diese Beeinflussung prinzipiell eine omnicelluläre. Der Begriff der *Protoplasmaaktivierung* war also nicht ein bloßes Schlagwort, sondern auf ganz eindeutigen Versuchsergebnissen aufgebaut[2].

Bei richtiger Versuchsanordnung ist in jedem Falle eine omnicelluläre Wirkung festzustellen. Trotzdem kann daraus durchaus nicht gefolgert werden, daß bei unspezifischen Maßnahmen am Gesamtorganismus alle Zellen und Zellsysteme im *gleichen Sinne* beeinflußt werden müssen. Schon der vorher erörterte Begriff des Zustandes und der Zustandsänderung der Zelle, der für die Wirkung von ausschlaggebender Bedeutung ist, schließt ja eine solche Annahme aus. Es ist durchaus möglich, daß eine bestimmte Dosis eines Spaltproduktes auf das eine Organ im Körper anregend, auf das andere lähmend wirkt.

Beweise, daß die vereinheitlichende Theorie den Tatsachen entspricht.

I. Bei den verschiedensten unspezifischen Beeinflussungen entstehen aktivierende und lähmende Spaltprodukte im Körper.

Allerdings war es nötig, auf experimentellem Wege die Richtigkeit dieser Anschauungen zu beweisen. Der Beweis mußte sich auf zwei Punkte erstrecken:

---

[1] Siehe die für diesen Zweck besonders ausgearbeitete Gastrocnemiustechnik am ganzen Tiere S. 14 ff.

[2] Rudolf Schmidt-Prag stellt es immer wieder so dar, als seien diese prinzipiellen Feststellungen von ihm, während — wie aus der Literatur ersichtlich ist, eine ganze Reihe beweisender, experimenteller Arbeiten in den Jahren vor seiner ersten Veröffentlichung von mir vorliegen. Noch im Jahre 1915, also ein Jahr vor seiner ersten Veröffentlichung, erschien eine Zusammenfassung in der Münch. med. Wschr. mit ganz den gleichen Gesichtspunkten, die später R. Schmidt als von ihm zuerst gefunden propagierte.

1. war zu zeigen, daß bei den verschiedenen unspezifisch-therapeutischen Beeinflussungen aktivierende Spaltprodukte im Körper entstehen;

2. mußte gezeigt werden, daß die im Gewebe entstehenden Spaltprodukte in optimaler Verdünnung auf die verschiedensten *isolierten* Organe leistungssteigernd wirken und daß eine derartige Wirkung auch am *Gesamtorganismus* festzustellen war.

Beweise für das Auftreten von Spaltprodukten.

Was die Beweise für das Entstehen körpereigener Spaltprodukte, besonders nach Proteininjektionen, anbetrifft, so liegt jetzt eine große Literatur vor. Sie sei nach folgenden Gesichtspunkten geordnet:

1. Erhöhte N-Ausscheidung im Harn.

Stellt man Tiere in das N-Stoffwechselgleichgewicht ein und injiziert ihnen Eiweiß, so ist schon seit den Untersuchungen von L. KREHL und M. MATTHES bekannt, daß die N-Ausscheidung im Harn weit die eingeführte N-Menge übertrifft. Dieser Überschuß muß also vom körpereigenen Eiweiß stammen. Derartige Versuche sind später von anderen Autoren bestätigt und erweitert worden (U. FRIEDMANN und S. ISAAK, A. SCHITTENHELM, W. WEICHARDT).

Es besteht also kein Zweifel, daß wir z. B. nach unspezifisch-therapeutischen Injektionen mit Eiweißpräparaten mit einem Zerfall körpereigenen Eiweißes zu rechnen haben.

Neu waren die von W. WEICHARDT und seinen Mitarbeitern an verschiedenen Testobjekten und unter den verschiedensten Versuchsbedingungen geführten Beweise, daß diese Spaltprodukte in optimalen Dosen, falls geeignete Organe zur Verfügung stehen, *aktivierende,* d. i. *leistungssteigernde Wirkung haben* (*Protoplasmaaktivierung*).

Eine Fortsetzung der Arbeiten über erhöhte N-Ausscheidung im Urin bildeten die Untersuchungen von J. WATABE. Dieser spritzte Hunde, die vorher im Stickstoffgleichgewicht eingestellt waren, mit Pferdeserum und sah ebenfalls, daß die N-Ausscheidung nach diesen Einspritzungen über die durch das Serum bedingte Einfuhr hinaus vermehrt wurde.

Eine Reihe von Autoren fand ein Ansteigen des *Aminosäurespiegels* nach Proteininjektionen. Genannt seien hier G. WOLPE, der geringe Mengen von Caseosan injizierte, ferner J. DONATH und R. HEILIG, die nach Proteininjektionen einen Anstieg des Amino-N im Plasma bis 61% fanden. Über diese Arbeiten und die anderer Autoren, soweit sie im Zusammenhange mit Aktivierungen stehen, sei später berichtet.

2. Stoffwechsel der Leber.

Vor allem ist der Leberstoffwechsel nach Proteininjektionen untersucht worden. Die diesbezüglichen Arbeiten von E. P. PICK stammen aus dem Jahre 1914. Dieser Autor injizierte Meerschweinchen subcutan 0,5 ccm Pferdeserum. Die Leber wies zwar unveränderten Gesamtstickstoffgehalt auf, aber die N-haltigen Substanzen, die nicht mehr zu den genuinen Eiweißkörpern gerechnet werden können, waren außerordentlich angereichert. Die Menge dieser Produkte stieg noch in den beiden Wochen, die der Injektion folgten, und klang dann ab. Aus dem injizierten Eiweiß konnten diese Zerfallsprodukte nicht stammen, da ihre Menge die eingeführte weit übertraf. Man muß deshalb dem Schlusse von E. P. PICK zustimmen, daß es sich hier um *Zerfallsprodukte des arteigenen Eiweißes handelt.* Ähnliche Versuche führten R. BIELING und seine Mitarbeiter aus. Nach ihren Untersuchungen vermehrt sich nach der 12. Stunde bis zum 2. Tage der inkoagulable Stickstoff in der Leber, wenn man körperfremdes Eiweiß injiziert, und zwar geschieht diese Vermehrung auf Kosten des koagulablen Zelleiweißes. H. FREUND, ferner H. LÖHR hatten ähnliche Resultate. Wir finden also das unter normalen Bedingungen konstante Verhältnis vom Gesamteiweiß der Leber zum nicht koagulablen Eiweiß nach parenteraler Eiweißzufuhr geändert. Wir haben darin, wie die Versuche der genannten Autoren zeigen, einen Indicator für die Beeinflussung bestimmter Zellfunktionen durch Proteine.

3. Am hochgradig ermüdeten Tier.

Nach der Methode von E. P. PICK untersuchten W. WEICHARDT und G. SCHOLZ die Leber und die Muskeln hochgradig ermüdeter Tiere auf nicht hitzekoagulable Eiweiße.

Nach ungefähr 2 Stunden-dauernden wirksamen Reizen kommen kleine Tiere in einen soporösen Zustand und die Wärmeregulation fängt an zu versagen. Nach kurzem Anstieg der Körperwärme sinkt dieselbe bei Zimmertemperatur auf 34^0 und darunter. Die Atmung ist stark verlangsamt. Untersuchten die Autoren derartig hochgradig ermüdete Tiere, so zeigte sich, daß der Stickstoffgehalt der nicht hitzekoagulablen Körper in den genannten Organen erhöht war. Nach W. WEICHARDT und G. SCHOLZ handelt es sich um eine Reizwirkung durch im Körper entstandene Eiweißspaltprodukte, wie sie für injizierte Proteine charakteristisch ist. Allerdings ist nach W. WEICHARDT und G. SCHOLZ insofern ein Unterschied vorhanden, als nach Injektion *artfremden* Eiweißes in den beiden Wochen, die der Injektion folgen, eine charakteristische Regelmäßigkeit des Anstieges derartiger Spaltprodukte zu beobachten ist. Bei hochgradiger Ermüdung, bei der es sich um Spaltprodukte körpereigener Eiweiße handelt, ist die Erscheinung viel flüchtiger. Es war lediglich in dem soporösen Zustande eine Vermehrung des Stickstoffes, der auf inkoagulable Eiweiße zurückzuführen ist, festzustellen.

Man kann also sagen, daß bei hochgradiger Ermüdung das bereits angedeutet ist, was bei Einspritzung artfremden Eiweißes in viel ausgesprochenerer Weise im Stadium der Sensibilisierung vorhanden zu sein pflegt. Auf jeden Fall weist die Bestimmung derartiger Teilfunktionen des intermediären Stoffwechsels auf eine beträchtliche Erhöhung derselben nach derartigen Eingriffen hin. Die unter physiologischen Verhältnissen sich abspielenden Zellfunktionen sind nach diesen Untersuchungen nicht geändert. Sie sind aber — worauf mehrfach hingewiesen wurde — nach Injektion artfremden Eiweißes hochgradig gesteigert. Eine derartige Injektion in die Blutbahn entspricht ja dem natürlichen Geschehen nicht.

Hier sei auf die Untersuchungen von SCHREIBER und VILLINGER hingewiesen. Nach diesen Autoren ist die Blutzuckerkurve ein besonders fein abgestimmtes Reagens auf körperliche Belastung. In der Regel, besonders bei Ungeübten und Schwächlingen, tritt als sofortige primäre Wirkung leichter Belastung eine Senkung des Blutzuckergehaltes auf. Sie ist von einer Erhöhung, wiederholter Senkung und

Einstellung auf ein Mittelmaß gefolgt. Stärkere Erschöpfung kann zu einer starken sekundären Senkung der Kurve führen. Nervös labile Naturen zeigen höhere Ausschläge und unruhigeren Kurvenverlauf, kräftigere Konstitutionen dagegen geringere Ausschläge und einen der Geraden sich nähernden Verlauf. Sehr kräftige, gut trainierte Sportsleute können einen gegenteiligen, mit einer primären Zuckererhöhung beginnenden, ziemlich gleichmäßig sich ausgleichenden Kurvenverlauf aufweisen. Eine kleine Belastung verursachte also in bezug auf die Blutzuckerkurve primär dem Parasympathicus eigentümliche Reizwirkungen, selten bei kräftigen Individuen einen dem Sympathicus eigentümlichen primären Reizeffekt.

4. Physikalische Einflüsse.

Auch nach physikalischen Einflüssen ist eine quantitative Vermehrung von Spaltprodukten vielfach nachgewiesen worden. Es sei hier auf die Arbeiten von W. Laubender und W. Göbel am Schweizerischen Institut für Hochgebirgsphysiologie unter A. Loewy hingewiesen. Hier wurde gezeigt, daß bestimmte Grade von Luftverdünnung einerseits und Proteinwirkung andererseits manches Gemeinsame haben: chemische Veränderungen in der Leber, Ansteigen der Aminosäuren im Blute, überhaupt Steigerung des Eiweißzerfalls, Auftreten einer Azidose, Auftreten von jugendlichen Formen von Blutzellen im Gefäßsystem. W. Göbel zeigte, daß Veränderungen in den Serumkolloiden nach ultravioletter Bestrahlung ebenso wie nach Proteininjektionen auftreten. Die aktivierenden Wirkungen dieser Spaltprodukte machen uns manche Erfolge der Klima- und Strahlentherapie erklärlich.

Es wäre zu wünschen, daß die in der balneologischen Literatur vielfach nach dieser Richtung hin vertretenen theoretischen Annahmen mehr noch als bisher in jedem Falle durch exakte Beweise gestützt würden, damit es nicht nur bei den Annahmen bleibt.

5. Zusammenfassende Betrachtung.

Handelt es sich um eine Abwehrreaktion, z. B. eine Abwehrreaktion gegen Infektionskrankheiten, so wird die Wirkung dieser körpereigenen Wirkstoffe meist einer Leistungssteigerung, einer Aktivierung mannigfacher Zellfunktionen, entsprechen und die Aufgabe des Therapeuten ist es, die der jeweiligen Reaktionsgröße angepaßte aktivierende Dosis zu finden.

Erfahrungsgemäß ist ja eine jede Betrachtung derartig umfassender an sich komplizierter Vorgänge von einem einheitlichen Standpunkte dem Praktiker sehr willkommen. Sie gibt, wenn sie einfach zu formulieren ist, seinem Handeln bestimmte Richtlinien, die er in der Fülle von Einzelbefunden schwer finden kann. Allerdings kann eine derartige vereinheitlichende Betrachtung ohne eine gewisse Schematisierung, die dem wirklichen Geschehen in allen Einzelheiten nicht vollkommen entspricht, unmöglich durchgeführt werden. Betrachtet man also die Wirkung unspezifisch-therapeutischer Maßnahmen vom Standpunkte der Entstehung körpereigener Wirkstoffe und stellt gar deren leistungssteigernde Wirkung in optimaler Dosierung in den Vordergrund, so wird mit Recht sofort darauf hingewiesen, daß einer großen Anzahl körpereigener Spaltprodukte eine im wesentlichen lähmende Wirkung auf normale Organe zugesprochen werden muß.

Stellt man den *jeweiligen Zustand* des *Erfolgsorganes* in den Mittelpunkt der Betrachtung und sucht ihn experimentell möglichst quantitativ festzulegen, so kann leicht festgestellt werden, daß eine ganze Reihe von körpereigenen Spaltprodukten, denen am normalen Organe depressorischer Charakter zugesprochen werden muß, durchaus entgegengesetzt wirkt, falls der Zustand des Erfolgsorganes verändert ist. Man kommt rasch zu der Einsicht, daß es verfehlt ist, körpereigene Wirkstoffe lediglich unter Verwendung nicht veränderter Organe auszuwerten. Schon am isolierten Herzen kann, wie bereits erwähnt, gezeigt werden, daß eine ganze Reihe körpereigener Spaltprodukte, wie sie in Organextrakten enthalten sind, in hohen Verdünnungen auf ein vollständig normales Herz durchaus nicht wirkt, während sehr geringe Dosen einen aktivierenden Einfluß ausüben, sobald ein hypodynames Herz vorliegt.

An dieser Stelle muß noch hervorgehoben werden, daß im Organismus bei diesen Vorgängen selten ein einheitlicher, chemisch definierter Körper wirken wird, sondern ein *Gemisch* verschiedenster Spaltprodukte, so daß die praktische Notwendigkeit besteht, ein solches Gemisch — wie es ja auch bei den Präparaten der unspezifischen Therapie vorliegt — zunächst als einheitlich zu betrachten.

Die vereinheitlichende Betrachtung unspezifisch-therapeutischer Vorgänge vom Standpunkte der Entstehung körpereigener Wirkstoffe und die Hervorhebung deren leistungssteigernder Eigenschaften *bei Verwendung optimaler Dosen* kommt zum mindesten, wenn es sich um Beeinflussung von Abwehrvorgängen handelt, zweifellos dem natürlichen Geschehen und den Erfordernissen der Therapie am nächsten.

Auch wenn die vegetativen Regulationsvorgänge in den Vordergrund der Betrachtung gestellt werden, weisen alle neueren Befunde darauf hin, daß auch die Ursachen nervöser Effekte letzten Endes durch humorale Wirkstoffe bedingt sind (s. S. 44).

II. Beziehung zu Ermüdung, Muskeltätigkeit, Training usw.

Die Frage der sogenannten Ermüdungsstoffe spielt seit langem schon im Schrifttum eine Rolle. W. WEICHARDT maß am Anfange die Einwirkung verschiedener, früher für indifferent gehaltener Kolloide im normalen Tiere mit der auf S. 14 bezeichneten Technik, die es gestattet, Gastrocnemiuszuckungskurven am möglichst unverletzten Warmblüter zu erhalten. Es konnte gezeigt werden, daß durch Dialyse gereinigte Preßsäfte, z. B. Preßsäfte von Muskeln, durchaus nicht indifferent sind, ebenso die noch hochmolekularen Abbaustufen von Kolloiden, z. B. Eiweißen, wie man sie sich in vitro darstellen kann. Charakteristisch war, daß nach einer oft flüchtigen *Lähmungsperiode* bei den injizierten Tieren eine solche der *Aktivierung*, der gesteigerten Leistung eintrat, und daß der Eintritt dieser Leistungssteigerung von einer gewissen Latenzzeit und der Größe der eingeführten Dosis abhängig ist. Diese experimentell zu erzeugenden Leistungssteigerungen waren vor allem interessant und wurden weiter messend verfolgt. Es zeigte sich, daß sie auch nach Injektion andersartigen Materials, optimale Dosierung vorausgesetzt, im Körper zu erzeugen sind. Diese Tatsache führte zu der Auffassung, daß das eigentlich Wirksame bei diesen Leistungssteigerungen sekundär im Körper entstehende Abbaustufen sind, die verhältnismäßig leicht auf mannigfache Einwirkungen entstehen. Diese Befunde wurden später von den verschiedensten Seiten bestätigt, und es wurden unter Anwendung der verschiedensten Methoden nach optimalen Injektionen derartige Reizerscheinungen nachgewiesen. Diese experimentellen Feststellungen waren die eigentliche Grundlage für die unspezifische Therapie, der ja diese Monographie gewidmet ist.

Es ging hier so, wie manchmal in der Wissenschaft: das, was eigentlich gesucht wurde, trat allmählich mehr und mehr in den Hintergrund gegenüber den neuen, vor allem praktisch wichtigen Befunden. Nach diesen Versuchen entstehen also bei der Ermüdung Intermediärprodukte des Stoffwechsels, die nicht nur lähmend wirken, sondern auch als Reize, da nach ihrer parenteralen Einverleibung nach einer gewissen Latenzzeit Leistungssteigerungen der verschiedensten Art nachweisbar sind.

Die gesteigerte Leistungsfähigkeit, die gewöhnlich mit Training bezeichnet wird, ist also nach W. WEICHARDT „mit Reizstößen aktivierender Spaltprodukte, die bei der Muskeltätigkeit entstehen“, in Zusammenhang zu bringen. Die neuere, mit den Mitteln exakter Stoffwechseltechnik arbeitende Ermüdungsforschung zeigt, daß diese Auffassung richtig zu sein scheint:

Ich folge einer neueren Darstellung von G. LEHMANN aus dem Kaiser-Wilhelm-Institut für Arbeitsphysiologie, Dortmund. Bekanntlich ist die Messung der Leistungsfähigkeit mittels des Mossoschen Ergographen und ähnlichen Apparaten, die bis zum „Nichtmehrkönnen“ arbeiten, ungenau, da eine exakte Grenze nicht gefunden werden kann. Der Sauerstoffverbrauch für eine bestimmte Arbeit ist ein exakter Maßstab für die Leistungsfähigkeit. Bei sinkender Arbeitsfähigkeit wird der Sauerstoffverbrauch für eine bestimmte Arbeit höher. Legt man Erholungspausen ein, so steigen bei sinkender Leistungsfähigkeit die in dieser Pause abzudeckenden Sauerstoffschulden, die während der Arbeitsperiode entstanden sind. Der Körper arbeitet mit der gleichen Anstrengung, wenn bei einer gegebenen Arbeitsform die Menge des Erholungssauerstoffes konstant ist. Diejenige Arbeitsmenge, die bei konstanter Erholungsventilation geleistet werden kann, gibt ein richtiges Bild von der Leistungsfähigkeit des Individuums. Beim körperlichen Training findet eine echte Steigerung der Leistungsfähigkeit statt, d. h. die Erholungsventilation bleibt trotz höherer Leistung die gleiche.

Interessant sind die Parallelen, die zwischen *Training* und anderen unspezifisch-therapeutischen Maßnahmen zu ziehen sind. So steigt, wie beim *Training*, auch bei *ultravioletter Bestrahlung* die Arbeitsmenge bei konstanter Erholungsventilation. Die Umstimmung des Organismus äußert sich sowohl beim Training als bei ultravioletter Bestrahlung durch Senkung des Grundumsatzes bei Hebung des respiratorischen Quotienten, ferner durch Ansteigen der alveolären Kohlensäureretention und Verbesserung der O-Ausnutzung der eingeatmeten Luft. Im Arbeitsstoffwechsel sehen wir sowohl beim Training als bei Ultraviolettbestrahlung eine Verbesserung des Wirkungsgrades, eine Beschleunigung der Erholung nach dosierter Arbeit, Steigerung der Arbeitskapazität, Verminderung der Ermüdbarkeit, Erhöhung der Alkalireserve. Das Blutbild zeigt in beiden Fällen typische Verminderung der Neutrophilen mit entsprechender Zunahme der Lymphocyten. Kreislauf und Atmung zeigen die auf Erhöhung des Vagustonus zurückzuführenden Erscheinungen. Ferner tritt eine Vermehrung der Schweißbildung ein und ein ausgesprochener Kohlehydrathunger.

Man kann also auch heute noch behaupten, daß ein gewisser Zusammenhang zwischen den Befunden auf dem Gebiete der unspezifischen Therapie und den Vorgängen der Ermüdung besteht, deren Studium ja der Ausgangspunkt dieser Untersuchungen war. Ferner besteht zweifellos zwischen der sogenannten Aktivierung durch unspezifisch-therapeutische Maßnahmen, d. h. der gesteigerten

Leistungsfähigkeit nach einer gewissen Latenzzeit und der natürlichen Erholung ein gewisser Parallelismus, wenn auch bei den physiologischen Vorgängen der Ermüdung die experimentell faßbaren Veränderungen viel flüchtigere sind als nach Injektion von Kolloiden. So konnte E. P. PICK, wie auf S. 5 des näheren ausgeführt, feststellen, daß nach Injektion von Eiweißen, z. B. Pferdeserum, bei Meerschweinchen Zerfallsprodukte des arteigenen Eiweißes, z. B. in der Leber, sich anreichern. SCHOLZ und ich fanden ein ähnliches Verhalten beim hochgradig ermüdeten Tiere (s. S. 6). Interessant ist der später, im Jahre 1921, von WIDAL geprägte Ausdruck der „Kolloidoklasie". Daß man bei gewissen Ermüdungsformen mit einer Veränderung der Muskelkolloide rechnen muß, geht auch aus neueren Arbeiten hervor.

Sicher ist, daß weder bei ausschließlicher Berücksichtigung des Kohlehydrat- oder des Eiweißstoffwechsels, und vor allem auch nicht durch gesonderte chemisch-physikalische Betrachtungsweise (Ionenwanderung), die komplizierten Vorgänge der Ermüdung in ihrer Ganzheit zu erfassen sind. Ganz sicher ist, daß derartige physikalische Vorgänge, wie die Ionenwanderung (CLOETTA), unmöglich isoliert im Organismus ablaufen können, ohne mit chemischen Veränderungen der Kolloide verknüpft zu sein.

Schon nach unseren anfänglichen Untersuchungen[1] unterschied ich zwischen *aktiver* Leistungssteigerung, die ich auf *Zellreizung* durch im Körper entstehende aktivierende Spaltprodukte zurückführte, und zog Parallelen zu den damals bekannten spezifischen Prozessen bei aktiver Immunisierung. In Gegensatz hierzu setzte ich die *passive* Leistungssteigerung durch Präparate, die *direkt* wirken. Gewonnen wurden diese „Hemmungskörper" durch Extraktion getrockneter Organe mit Aceton. Es handelt sich also hauptsächlich um Lipoidgemische, und diese scheinen auch nach neueren Untersuchungen *unmittelbar* im Muskelstoffwechsel verwendet zu werden und dadurch leistungssteigernd zu wirken.

Wichtig sind neuere Versuche von SCHEIN und RIESSER mit Narcoticis: die Autoren sind der Ansicht, daß durch Narkotica das stark oberflächenaktive Calcium von den Nervenendigungen verdrängt wird. Sie stellen sich vor, daß in ähnlicher Weise durch Bildung von Ermüdungsstoffen die Fähigkeit der Ca-Bindung an die Nervenendigungen vorübergehend aufgehoben wird, so daß die Nervenendigungen unerregbar werden.

III. Ist eine leistungssteigernde Wirkung körpereigener Spaltprodukte in optimaler Verdünnung nachweisbar?

A. Leistungssteigernde Wirkung auf das isolierte hypodyname Organ (Herz).

Herzkurven.

Dieser Nachweis ist unter den verschiedensten Bedingungen geführt worden. Als geeignetes Objekt hat sich das *ermüdete* Herz erwiesen. Die von mir verfolgte Methode ist in dem Handbuche der biologischen Arbeitsmethoden von E. ABDERHALDEN beschrieben und wird folgendermaßen ausgeführt:

Nach der STRAUBschen Technik wurde in die Aorta eine Kanüle geführt und das Herz in einer feuchten Kammer aufgehängt. Als Nährflüssigkeit diente Ringerlösung. Nach vollständiger Durchspülung des Herzens mit Ringerlösung

---

[1] Training im Lichte der Immunitätslehre. Festschrift für J. ROSENTHAL. Leipzig: Georg Thieme 1906, S. 271.

ließen wir zunächst längere Zeit hindurch nach jedesmaliger Erneuerung der Nährflüssigkeit eine Kurvenreihe schreiben, die aus je 4 Kurven bestand, von denen jede in Zeitabständen von 5 Minuten geschrieben wurde. Auch zwischen den einzelnen Reihen sind Pausen von 5 Minuten innegehalten. Bei regelmäßig arbeitenden Herzen warteten wir, wenn nötig, solange, bis nach längerer Arbeit schließlich etwa der dritte Teil der ursprünglichen Arbeit (an der Hubhöhe gemessen) geleistet wurde. Nur Herzen, die anfänglich hohe Kurvenwerte geben und deren Hubhöhen allmählich geringer werden, sind zu solchen Versuchen zu verwenden. Herzen mit ungleichmäßiger oder sich verlangsamender Schlagfolge sind zu verwerfen.

Wir überzeugten uns dann, um den jeweiligen Ermüdungszustand des Herzens kennenzulernen, von der Wirkung einer Neufüllung mit Ringerlösung und gaben

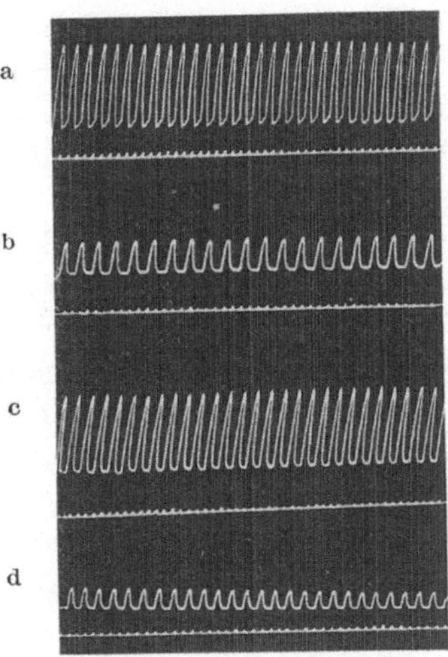

Abb. 1. a Normalkurve. b Ermüdetes Herz. c Anregung durch Hydrolyseprodukte aus der Haut 1:20000. d Nach Wiederausspülen mit Ringerlösung.

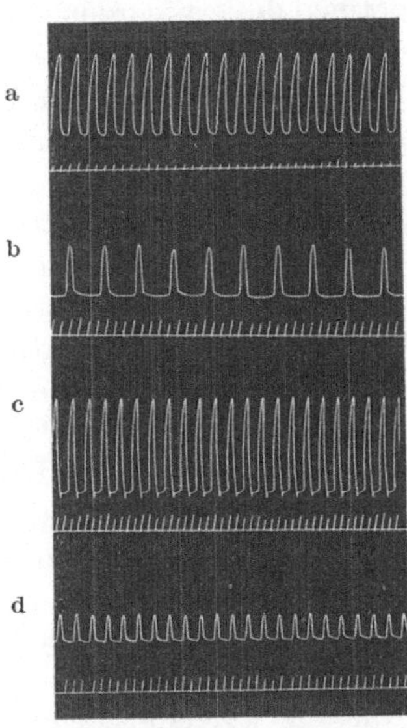

Abb. 2. a Normalkurve. b Ermüdetes Herz. c Anregung durch Histamin 1:10000000. d Nach Wiederausspülen mit Ringerlösung.

für die nächste Kurvenserie die leistungssteigernden Eiweißpräparate in den verschiedenen Verdünnungen zu.

Am Schluß trat nach mehrmaligem Ausspülen mit Ringerlösung die frühere Leistungsgröße des ermüdeten Herzens wieder auf.

Leistungssteigernde Wirkungen durch Eiweißspaltprodukte sind nur dann zu zeigen, wenn geeignete Herzen verwendet werden, d. h. solche, die am Anfange des Versuches irgendeine Schädigung nicht aufweisen, deren Hubhöhe und Schlagfolge regelmäßig sind. Ferner müssen Dosen verwendet werden, die in einem ganz bestimmten Verhältnis zum jeweiligen Zustande des Organes stehen. Bei Verwendung größerer Dosen findet man statt einer anregenden Wirkung, wie sie bei geringeren Dosen eintritt, häufig eine lähmende. Schon in meinen ersten Versuchen am ermüdeten Herzen habe ich den Schluß gezogen[1], daß

---

[1] Münch. med. Wschr. 1915—1918.

derartige Spaltprodukte, wenn sie sich in gewissen Mengen gebildet haben, überhaupt erst den Anreiz zur Bewegung geben und daß die gleichen Spaltprodukte in größeren Mengen auch zum Stillstande führen können.

Später behauptete HABERLANDT, durch Extraktion der Sinusgegend und der Kammerbasis des Herzens ein „spezifisches Herzhormon" für die Herzbewegung gefunden zu haben. Durch Untersuchungen von WEICHARDT und seinen Mitarbeitern konnten jedoch gezeigt werden, daß diesen Extrakten, sowohl was die Herkunft als auch was die Wirkungsweise anbetrifft, die Spezifität fehlt. Gleich wirksame Extrakte können ebenfalls aus Muskeln oder Stützgewebe gewonnen werden. Auch andere Untersucher, z. B. RIGLER und SINGER, die die Versuche WEICHARDTs bestätigten, konnten sich von einer Spezifität dieser Extrakte nicht überzeugen. Der Irrtum der HABERLANDTschen Befunde ist zweifellos darauf zurückzuführen, daß die als Kontrollextrakte benutzten Vergleichsproben nicht optimal dosiert wurden, so daß Unwirksamkeit vorgetäuscht wurde. Ferner wurde die bereits bestehende Zustandsänderung des Herzens nicht beachtet.

Läßt man auf ein isoliertes Herz Extrakte aus Körperorganen, z. B. aus der Muskulatur, einwirken, oder aber auch bekannte, aus Geweben zu isolierende Spaltprodukte, so kann gezeigt werden, daß das vollkommen ungeschädigte Herz durch diese Spaltprodukte in starken Verdünnungen gar nicht beeinflußt wird. Ganz anders, wenn man das Herz durch fortgesetzte Schlagfolge in einen *Ermüdungszustand* bringt. Es ist dann zu zeigen, daß diese körpereigenen Spaltprodukte selbst in außerordentlich hohen Verdünnungen noch eine *Reizwirkung* ausüben, die sich durch eine Leistungssteigerung nach den verschiedensten Richtungen hin kennzeichnet. Wir verwendeten sowohl Gemische, die aus Organen extrahiert wurden als auch Histamin, das in diesen Verdünnungen und bei Vorliegen eines stark ermüdeten Herzens direkt leistungssteigernd wirkte.

Gewöhnlich wird von den Experimentatoren nicht genügend festgestellt, ob ihre Versuchsherzen nicht bereits mehr oder weniger als hypodynam anzusehen sind. Sie stehen vielfach schon unter der Wirkung von Stoffwechselprodukten, die nach Aufhören der Zirkulation entstanden sind. Daraus erklären sich die häufig widersprechenden Angaben in der Literatur über die Wirkung bestimmter Stoffe in hohen Verdünnungen. Durch die Nichtbeachtung der Tatsache, daß der jeweilige *Zustand* und die *Zustandsänderung* das Wesentliche bei der Wirkung körpereigener Spaltprodukte in hohen Verdünnungen sind, ist der merkwürdige Umstand zu erklären, daß gerade sehr exakte Forscher auf Grund ihrer Versuche überhaupt von einer Zellreizung sich nicht überzeugen konnten. Mit H. APITZSCH habe ich mich unter Anwendung genauer Methoden vergeblich bemüht, Leistungsteigerungen bei Verwendung von isolierten Zellen und Zellbestandteilen, z. B. von Blutkörperchen, durch Zusatz der verschiedensten am isolierten Organe sicher wirkenden Reizstoffe zu erzeugen. Eine Anregung der genau zu messenden Wasserstoffsuperoxydkatalyse durch rote Blutkörperchen konnte im Gegensatze zu Angaben anderer Autoren durch kein Mittel erreicht werden.

Neuerdings kommt W. HEUBNER auf Grund seiner Versuche an Zellsuspensionen und Gewebskulturen zu einer Ablehnung des Begriffes der Zellreizung. Nur einige Stoffe, z. B. arsenige Säure, ferner Terpentinöl, Strophantin, in *sinkenden* Konzentrationen zugesetzt, zeigten eine gewisse, aber geringe stimulierende

Wirkung. Während eine lähmende Wirkung der verschiedensten Stoffe leicht nachzuweisen ist, ist es äußerst schwer, den exakten Beweis für eine Leistungssteigerung bei diesen Versuchsanordnungen zu erbringen. Nach meinem Dafürhalten ist eine Einheitlichkeit der Resultate mit diesen Versuchsanordnungen deshalb nicht zu erreichen, weil bisher nicht versucht wurde, isolierte Körperzellen oder Zellverbände in vitro so einzustellen, daß eine quantitativ zu bestimmende, für die Leistungssteigerung notwendige Zustandsänderung für längere Zeit fixiert ist. Anders ist es beim isolierten Organ. So kann man, wie wir gesehen haben, beim isolierten Herzen eine bestimmte gut zu dosierende Zustandsänderung durch einfaches Ermüden festlegen. Bessere Verhältnisse trifft man auch bei an den Körper angepaßten Bakterien, die auf chemisch charakterisierten Nährsubstraten gezüchtet werden, wie wir das zum Nachweis der Leistungssteigerung in ausgedehnter Weise getan haben. Hier ist eine Hypodynamie, infolge des nicht optimalen Nährmediums, zahlenmäßig festzustellen. Durch Zusatz außerordentlich verdünnter Mengen von körpereigenen Spaltprodukten ist sofort eine zahlenmäßig auszudrückende Leistungssteigerung festzustellen (s. S. 53).

Es erwächst allerdings dann für die Beurteilung der Wirkung eine weitere Schwierigkeit, die in gleicher Weise auch für die Beurteilung der Wirkung von sog. „Wuchsstoffen" vorhanden ist. Sie besteht darin, das Vorhandensein des sog. „biologischen Aktivators" sicherzustellen und ihre Wirkung als Nähr- oder Baustoffe, die calorische Werte haben, auszuschalten. VIRCHOW sprach von „nutritiven Reizen". Dieser Begriff ist nach HEUBNER jetzt nicht mehr berechtigt. Hat man chemisch definierbare Substanzen vor sich, die in sehr hohen Verdünnungen wirken, so ist man wohl berechtigt, eine nutritive Wirkung auszuschließen. Werden Mikroorganismen als Testobjekte herangezogen (s. S. 53) und sieht man eine Wirkung derartiger Reizstoffe in hohen Verdünnungen, die z. B. zahlenmäßig durch Vermehrung der Gebilde oder an der Erzeugung irgendeines meßbaren Produktes (z. B. Gasproduktion) festgelegt werden kann, so möchte ich eher eine Ergänzungswirkung annehmen und den Vorgang so deuten:

Theorie der Ergänzungswirkungen. Bei einzelligen Gebilden, die dem Körper angehören oder Infektionserregern, die den Körperzellen stark angepaßt sind, sind die für den Stoffwechsel und die Vermehrung unterhaltenden Enzyme außerordentlich viele Gruppen notwendig. Sie sind in Nährmedien, die aus einfachen Bausteinen zusammengesetzt sind, nicht vorhanden. Extrakte aus Geweben, wenn sie auch nur in geringen Mengen vorhanden sind, sind also für diese Fermentleistungen unbedingtes Erfordernis. Dieselben kommen nicht zustande, wenn eine gewisse Vielheit von Gruppen nicht vorhanden ist. Finden sich aber Ergänzungsstoffe für die Fermentleistungen, dann sind diese Bakterien auch imstande, einfachere Bausteine für ihren Stoffwechsel zu verwerten. Die Annahme eines einzigen *spezifischen Wuchsstoffes* ist bei dieser Auffassung, die den hypodynamen Zustand der betreffenden Zellen in den Vordergrund der Betrachtung schiebt, nicht erforderlich. Ob das in Pflanzentrieben neuerdings gefundene „Auxin" ein spezifischer Wuchsstoff sui generis ist, muß abgewartet werden.

Neuerdings weist KÖGL darauf hin, daß die Konstitutionsspezifität physiologischer Wirkstoffe häufig keine absolute ist. Die außerordentlich komplizierten physiologischen Reaktionen können im Prinzip auch von Stoffen hervorgerufen werden, die einen einfachen Bau haben.

2*

Für Studien mit Parasiten und auch für Studien an Gewebskulturen ist — wie auch durch die CARRELschen Untersuchungen ebenfalls sichergestellt ist — die Annahme *eines spezifischen* Wuchsstoffes nicht nötig. Auf die CARRELschen Versuche sowie auf unsere Studien mit dem Körper angepaßten Parasiten soll weiter unten (S. 57) eingegangen werden. Auf jeden Fall ist das Studium der Beeinflussung von Krankheitserregern durch unspezifische Einflüsse für die Therapie außerordentlich wichtig. Wir werden im Verlaufe dieser Abhandlung mehrfach sehen, daß durch unzweckmäßige unspezifisch-therapeutische Maßnahmen nicht *die Abwehrkräfte des Körpers,* sondern eher die *infizierenden Erreger selbst* angeregt werden. In einem eigenen Kapitel sollen diese wesentlichen Gesichtspunkte nochmals erörtert werden.

B. Leistungssteigerung am Gesamtorganismus.

1. Gastrocnemiuszuckungskurven.

Schon vor Jahren habe ich eine Technik ausgearbeitet, um am Warmblüter die Wirkung unspezifischer Proteininjektionen zu messen, und zwar bedienten wir uns der Gastrocnemiuszuckungen der möglichst intakt gehaltenen Maus. Die Leistungen des nicht isolierten Organs wurden aufgeschrieben. Wir haben hier also einen Ausdruck der omnicellulären Mitarbeit nach derartigen Allgemeinwirkungen im ganzen Organismus[1]. Es zeigte sich, daß kurz dauernde Tetani als dosierte Reize für diesen Zweck am besten zu verwenden sind[2]. Unsere Technik war folgende:

Die eine der beiden Elektroden war mittels Klemme an der Unterlippe der Maus befestigt, die andere umfaßte die Wirbelsäule von beiden Seiten an einer Stelle, die in der Mitte zwischen dem tiefsten Stande des unteren Lungenrandes und dem Abgang des Glutealmuskels vom Kreuzbein lag. Durch einen kleinen unblutigen Hautschnitt wurde diese Stelle dem Auge zugängig gemacht. Die Tiere müssen ganz gleiches Gewicht haben und ihre Körpertemperatur, die vor Versuchsbeginn zu messen ist, darf nicht unter 37⁰ liegen. Für diese Versuche verwendeten wir lediglich Mäuse eigener Zucht, und es wurden aus einer größeren Anzahl erst die nach allen Richtungen hin möglichst gleichen herausgesucht und diese dann längere Zeit in einem mittels Thermoregulators gleichmäßig temperierten Raume gehalten. Man erhält dann, gleiche Technik vorausgesetzt, charakteristische Ermüdungskurven bei normalen Mäusen. Injiziert man die Tiere dagegen mit Eiweißspaltprodukten, so ist nach einer gewissen Latenzzeit eine deutliche Steigerung dadurch zu messen, daß die Hubhöhen in dem Ermüdungsteil der Kurven sehr viel höher sind. Aus folgenden Kurven ist das ersichtlich:

---

[1] Erst neuerdings weist LINDHARD (zitiert nach H. FISCHER, Med. Klin. 1936, 24) darauf hin, daß die Bewegungsfunktionen ein Zusammenwirken nicht nur zwischen Nervensystem und Bewegungsorganen im engeren Sinne verlangt, sondern auch ein Mitwirken, eine vermehrte Aktivität der Atmungs- und Kreislauforgane, und daß der Zustand dieser Organe in vielen Fällen für die nervöse oder muskuläre Leistungsfähigkeit des Organismus entscheidend wird. Das muß man natürlich bei der Deutung derartiger Versuche am Ganztiere weitgehend berücksichtigen.

[2] Später haben L. ASHER und seine Mitarbeiter am Warmblüter ebenfalls einen ähnlichen Weg eingeschlagen und ihn bedeutend verfeinert.

Diese Leistungssteigerung ist, wie wir zeigen konnten, durchaus abhängig von der Größe der Dosen und einer gewissen Latenzzeit nach der Injektion. Bei starken Dosen sind die Latenzzeiten, die vor der Leistungssteigerung liegen, sehr viel längere als bei Verwendung kleiner Dosen. Wird ein gewisses Maß überschritten, so tritt eine gesteigerte Leistungsfähigkeit überhaupt nicht mehr auf. Es tritt eine dauernde Schädigung ein, die sich durch rasche Ermüdung in den Kurven kennzeichnet.

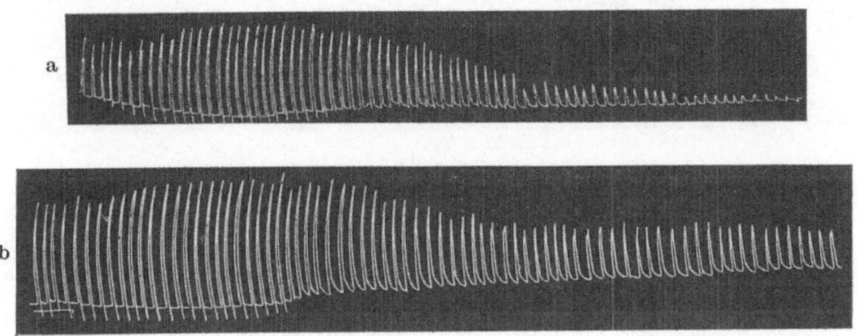

Abb. 3. Gastrocnemiuszuckungskurven. 25 g Maus, 50 g Belastung.
a Normalkurve. b Aktivierung nach Injektion von Muskelextrakt.

Es fiel uns schon damals auf, daß ähnliche Leistungssteigerungen in den Kurven wie nach Injektionen, auch nach einer gewissen Latenzzeit zu erzielen waren, wenn bereits einmal bei dem gleichen Tiere Ermüdungskurven geschrieben worden waren, und ich zog schon damals aus den Resultaten den Schluß, daß „aktivierende Spaltprodukte", die sich während der ersten Beanspruchung bilden, die Ursache dieser Mehrleistung sind (Abb. 4).

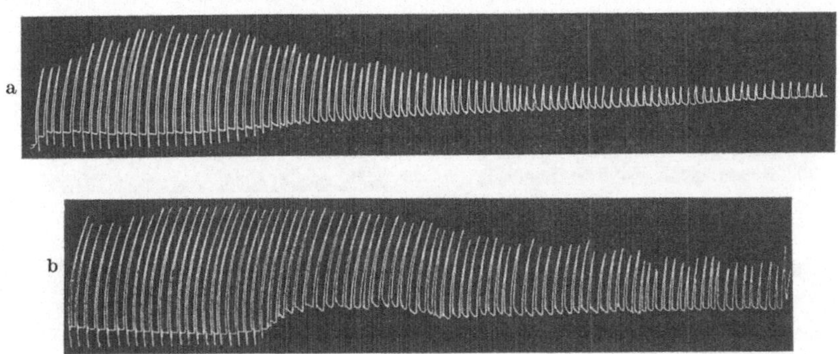

Abb. 4. Gastrocnemiuszuckungskurven. 25 g Maus, 50 g Belastung. a Normalkurve. b Leistungssteigerung nach einer Latenzzeit von 25 Stunden (nach vorheriger Beanspruchung).

Ganz gleiche Leistungssteigerung bei der injizierten Maus konnte man bei dieser Technik nach Injektion von nach PAAL hergestellten kolloidalen Metallpräparaten erhalten. Einige der im Jahre 1907 gewonnenen Kurven seien in Abb. 5 wiedergegeben.

Allerdings enthalten diese Präparate Eiweiß, wenn auch in geringer Menge, als Schutzkolloid und es ist später in der Literatur mehrfach die Ansicht aufgetaucht, daß die Leistungssteigerung nach Injektion kolloidaler Metalle eher dem Schutzkolloid zuzuschreiben ist.

Ich habe deshalb später mit UNGER ganz reines Goldsol ohne Schutzkolloid hergestellt und mit der oben beschriebenen Herztechnik am ermüdeten Herzen gezeigt, daß prinzipiell auch hiermit leistungssteigernde Wirkungen zu erzielen waren. Viel stärkere und dauerndere erhält man mit Eiweißspaltprodukten oder mit kolloidalen Metallen, die ein Schutzkolloid zur Stabilisierung haben. Im

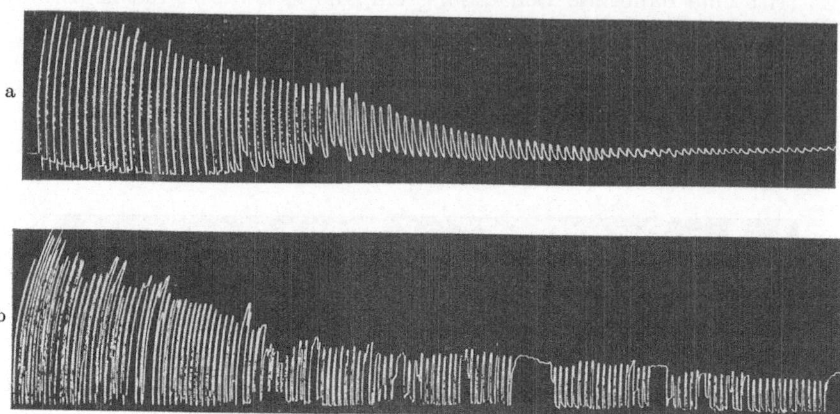

Abb. 5. Gastrocnemiuszuckungskurven. a Normalkurve. b Leistungssteigerung nach Injektion von 0,3 ccm schwach wirkenden colloidalen Palladiums (Latenzzeit 2mal 24 Stunden).

folgenden sind Kurven, die mit Elektrokollargol-HEYDEN gewonnen wurden, wiedergegeben.

Im Pharmakologischen Institute in Bonn fand SCHWARZE, daß eine Reihe von Metallsalzen eine Erregbarkeitssteigerung des Muskels verursachen. Auch er faßt die Erregbarkeitssteigerung als eine Sensibilisierung infolge Zustands-

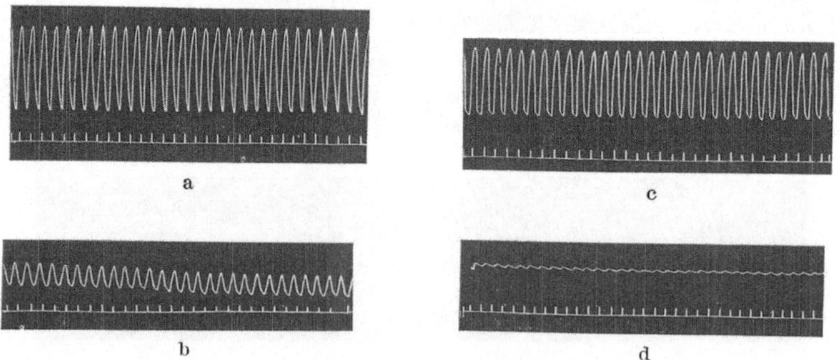

Abb. 6. a Normalkurve. b Ermüdetes Herz. c Anregung durch Elektrokollargol 1 : 3000. d Nach Wiederausspülen mit Ringerlösung.

änderung der Muskelzelle auf, die bedingt ist durch gewisse in ihren Eigenschaften noch nicht näher charakterisierte Substanzen.

2. Erhöhung eines bestehenden Antikörperspiegels durch unspezifische Einflüsse.

Eine gute Maßmethode, die leistungssteigernde Wirkung aktivierender Spaltprodukte am Gesamtorganismus zu messen, ist die Erhöhung eines *spezifisch eingestellten* Antikörperspiegels. Wir haben also auch hier eine quantitativ gut zu bestimmende Zustandsänderung am Gesamtorganismus. Die Zahl der Arbeiten, in denen über die Erhöhung eines solchen nach den *verschiedensten* unspezifisch-therapeutischen Einflüssen berichtet wird, ist so groß, daß es unmöglich ist, sie im einzelnen zu besprechen. Einer einheitlichen Deutung wurde diese nach den verschiedensten Beeinflussungen zu beobachtende Erscheinung erst im Rahmen unspezifisch-therapeutischer Maßnahmen nach den Arbeiten von WEICHARDT-SCHRADER zugänglich: *Sie ist als Leistungssteigerung bereits vorhandener spezifischer Zelleistungen durch optimal dosierte unspezifische Reize zu kennzeichnen.*

Es ist nötig, an dieser Stelle zu betonen, daß eine solche Erhöhung nur erwartet werden kann, wenn ein *spezifischer* Antikörperspiegel von gewisser Höhe durch vorherige mehrfache Injektion bestimmter Antigene bereits vorhanden ist.

Wird also durch unspezifische Mittel ein bereits bestehender spezifischer Immuntiter erhöht, so handelt es sich um *echte Immunitätsvorgänge* und es ist verfehlt, hier von „Resistenzsteigerung" zu reden, wie es in der Literatur leider hin und wieder geschieht. Die Begriffe „Resistenz" und „Immunität" sollten niemals durcheinander geworfen werden.

Es ist also nicht zu erwarten, daß bei normalen unbehandelten Tieren, bei denen *spezifische* Antikörper nicht vorhanden sind, durch unspezifische Behandlung plötzlich spezifische Antikörper in erheblicher Menge auftreten. Aus dem selbstverständlichen Nichteintreten einer solchen Reaktion haben manche Autoren sogar den Schluß gezogen, daß von einer leistungssteigernden Wirkung, z. B. nach Eiweißinjektionen, nicht gesprochen werden könne. Die Nichtbeachtung der *spezifischen Zustandsänderung* der Zellen führt auch in diesem Falle vielfach zu einer falschen Beurteilung unspezifischer Reizwirkungen. Bei normalen, unvorbehandelten Tieren kann es sich höchstens um eine Vermehrung physiologisch bereits vorhandener Zelleistungen handeln.

Bei unspezifisch-therapeutischen Einflüssen ist also nur die Erhöhung bereits *vorhandener spezifischer* Leistungen, in diesem Falle eine Erhöhung *spezifischer Antikörperbildung* möglich. Hierin ist ein wesentliches Moment der besonderen Heilwirkung unspezifisch-therapeutischer Maßnahmen, vor allem bei chronischen Infektionen und in der Rekonvaleszenz, begründet; denn bei diesen werden sich, wie bei sensibilisierten Tieren, bereits spezifische Antikörper vorfinden, die durch die unspezifisch-therapeutischen Maßnahmen vermehrt werden.

Wenn es sich um vergleichende Messungen handelt, sollten bestimmte Vorsichtsmaßregeln nicht außer acht gelassen werden. Zunächst sind Tiere auszuwählen, die in bezug auf Antikörperbildung überhaupt leicht und gut reagieren, was nach den ersten Injektionen zu ersehen ist.

Agglutinine, Präcipitine, Antitoxine usw. Meist ist zu diesen Messungen die Erhöhung eines durch Vorbehandlung erzeugten *spezifischen Agglutininspiegels* herangezogen worden. Bei der Ausführung von Agglutinationen zu Vergleichszwecken ist auf die Gleichheit der Bacillenaufschwemmungen besonders zu achten. Weitere Einzelheiten finden sich im Handbuch der biologischen Arbeitsmethoden von E. ABDERHALDEN[1].

Schon in der älteren Literatur fanden sich Angaben von Autoren, die nach Injektion irgendeines Mittels über Agglutininerhöhung berichten.

---

[1] Abt. XIII, Teil 2, S. 665, WEICHARDT, W.: Methoden der Erforschung unspezifischer Beeinflussungen.

MADSEN und ROSTOSKI nahmen Pilocarpin. Sie ließen sich dabei von dem Gedanken leiten, daß dieses Mittel, das ja spezifisch für die Anregung der Drüsensekretion ist, auch für die Erhöhung der Antikörperproduktion besonders geeignet sei. DIEUDONNÉ, ferner P. TH. MÜLLER sahen allerdings die gleiche Wirkung, wenn sie Hetol, ein Zimtsäurepräparat, injizierten. Es ist das wegen der früher vielfach geübten Zimtsäuretherapie interessant.

LÜDKE fand gesteigerte Antikörperbildung nach Injektion von Antipyreticis. Genau so aber wirken konzentrierte NaCl-Lösungen, Jod, Quecksilberpräparate, Arsenverbindungen, Nucleinsäure u. a.

WEICHARDT und SCHRADER sowie FLECKSEDER fanden bei vergleichenden Untersuchungen, daß Deuteroalbumose dem Natrium asparaginicum in bezug auf die leistungssteigernde Wirkung nach dieser Richtung hin überlegen war. So setzt nach FLECKSEDER bei Deuteroalbumose die Agglutininvermehrung bereits am gleichen Abend oder am folgenden Tage nach der Injektion ein, während nach Nucleinsäureeinspritzungen bis zu dieser Wirkung einige Tage vergehen.

Auch nach den Versuchen von H. LÖHR, der mit rascher wirkenden intravenösen Injektionen arbeitete, wird bei Verwendung nicht eiweißartiger unspezifischer Mittel, wie Natrium nucleinicum, kolloidalen Metallen usw. zur Auslösung der Antikörpersteigerung bei spezifisch vorbehandelten Tieren längere Zeit benötigt als bei Eiweißinjektionen.

Diese raschere Wirkung und Überlegenheit höhermolekularer Eiweißspaltprodukte vor den niedermolekularen ist nach WEICHARDT-SCHRADER vielleicht dadurch zu erklären, daß bei dem parenteralen Abbau derselben eine Vielheit aktivierender Spaltprodukte rascher in Freiheit gesetzt wird als nach Injektion nicht eiweißartiger Stoffe. Hier entstehen diese aktivierenden Spaltprodukte erst sekundär aus den Körpereiweißen.

Bei asthenischen Personen maß BARÁTH den Einfluß unspezifischer Reizmittel auf die Agglutininproduktion. Er fand die Wirkung hier gering im Vergleich zu Kontrollpersonen. Nach diesem Autor finden wir also bei den verschiedenen Typen konstitutioneller Abweichung nicht nur eine strukturelle Änderung, sondern auch eine solche funktioneller Natur.

Resultate, die WEICHARDT und SCHRADER bei ihren Tierversuchen hatten, bestätigten N. MELCZER und O. DAHMEN am Menschen. Sie nahmen Milch, Aolan, Caseosan, Natrium nucleinicum, Phlogetan, Omnadin, Terpentin und Pepton. Personen, die mit Typhusimpfstoff vorbehandelt und bei denen bereits spezifische Antikörper vorhanden waren, reagierten auf unspezifische Injektionen mit Erhöhung des Titers. Normale Personen zeigten eine spezifische Antikörpersteigerung nicht.

H. LÖHR wies an der SCHITTENHELMschen Klinik in Kiel ein Steigen des Agglutinintiters vorbehandelter Personen nach *sterilen Operationen* nach. Die Antikörpersteigerung war auch in der Muttermilch und serösen Körperflüssigkeiten nachzuweisen. Diese Steigerung der Antikörperbildung blieb bei besonders schweren Infektionen aus. Auch *Zustandsänderungen im Körper* können bei vorbehandelten Tieren zur Erhöhung des Antikörperspiegels führen. R. TROMMSDORF beobachtete, daß nach mäßiger körperlicher Anstrengung eine Erhöhung der Antikörperbildung eintrat. STÄUBLI hatte ein erhebliches Ansteigen des Agglutiningehaltes kurz vor und nach dem Wurf von Jungen gesehen.

Tiere, denen man Organe bereits immunisierter Tiere mit hohem Agglutiningehalt überimpfte, verhalten sich wie immunisierte und reagieren auf *unspezifische* Eingriffe mit einer *spezifischen* Agglutininerhöhung (GIRGOLAFF).

Außer den Agglutininen sind auch andere Antikörpervermehrungen bei vorbehandelten Tieren nach unspezifischen Reizen gemessen worden. F. OBERMAYER und E. PICK injizierten vorbehandelten Tieren, die seit einem Vierteljahr nicht immunisiert worden waren, 5—10%ige Peptonlösung. Hiermit gelang es, *spezifische Präcipitinbildung* durch dieses unspezifische Mittel hervorzurufen.

G. RUGGERINI spritzte Pferden, die längere Zeit mit Tetanustoxin immunisiert worden waren, Bouillon, ferner normales Rinderserum subcutan ein. Es stieg dann der Gehalt des Serums an spezifischem Tetanusantitoxin sehr rasch an, selbst wenn der Titer des Serums vorher ganz abgesunken war. Nicht vorbehandelte Pferde zeigten nach Injektion dieser Substanzen keine Erhöhung des *Antitoxingehaltes* im Serum.

Auch aus den Versuchen von G. RAMON und E. LEMÉTAYER geht hervor, daß gewisse unspezifische Substanzen, die dem Antigen zugesetzt werden, z. B. Tapiokapulver, auf die Entstehung der antitoxischen Immunität und auf die Erzeugung von spezifischen Antitoxinen eine anregende Wirkung ausüben.

RUGGERINI untersuchte Pferde, die früher mit Tetanusantitoxin vorbehandelt worden waren und bei denen der Titer des Antitoxins sehr nachgelassen hatte. Er behandelte die Tiere subcutan mit Milch, Fleischbrühe und anderen unspezifischen Mitteln. Er prüfte den Titer in Abständen von je 5 Stunden. Schon nach 5 Stunden trat eine beträchtliche Steigerung des Antitoxingehaltes auf. Allerdings nur bei solchen Tieren, die vor der unspezifischen Behandlung einen gewissen spezifischen Antitoxintiter hatten. War dieser nur sehr gering, so war auch die durch unspezifische Injektion zu erzielende Steigerung nicht bedeutend. Nach 3 Tagen war der durch die unspezifische Injektion hervorgerufene höhere Titerstand noch in gleicher Höhe vorhanden, nach 10 Tagen war der Titer nur wenig vermindert.

Schon im Jahre 1907 hatte C. KREIBICH gefunden, daß eine Vermehrung *bakterizider Antikörper* nach unspezifischen Beeinflussungen eintritt (Quecksilber). Später fand E. FRIEDBERGER das gleiche nach Einverleibung geringer Mengen Alkohols. Mit hämolytischen Immunkörpern arbeitete M. SCHOLZ an der Königsberger dermatologischen Klinik. Er fand, daß die Bildung der hämolytischen Immunkörper nach Proteinwirkung gesteigert wurde.

Auch die *Virulicidie* des Blutes gegen Pockenvirus, die bei der Vaccineimmunität zu beobachten ist, konnte durch Injektion von Deuteroalbumose verstärkt werden, wie TH. MATSUDA im SOBERNHEIMschen Institut fand.

Die Abwehrkräfte, die in der Phagocytose zum Ausdruck kommen, werden ebenfalls durch unspezifische Beeinflussungen erhöht, wie C. PRAUSNITZ und G. MEISSNER mit der WRIGHTschen Technik zeigten. Sie erhielten eine starke Steigerung der Zelltätigkeit weißer Blutkörperchen.

Mit der Capillartechnik WRIGHTS arbeitete auch G. J. PFALZ an der Frauenklinik in Breslau. Er fand, daß nach Operationen und nach Chloroform- und Äthernarkosen in 95% der Fälle eine ganz bedeutende Bactericidiezunahme stattfindet, die durchschnittlich etwa das Zwanzigfache der ursprünglichen Werte betrug und ihren Höhepunkt kurz nach beendeter Laparotomie oder etwa 7 Stunden später überschreitet.

G. J. Pfalz faßte diese Reaktion als „*Leistungssteigerung der physiologischen Zelltätigkeit im* Weichardtschen Sinne" auf und kam zu dem Schluß, daß die Narkotica und Anästhetica, die gewöhnlich in der Praxis verwendet werden, primär die Bildung derartiger Abbauprodukte und dadurch sekundär die Steigerung des fermentativen Zellstoffwechsels verursachen.

Auch die Messung des *Komplementgehaltes* ist zur Kontrolle der Wirkung unspezifisch-therapeutischer Einflüsse herangezogen worden.

Malkin behandelte Kaninchen mit Staphylokokken und Milzbrandbacillen von bestimmter Virulenz. Der Komplementgehalt sank bis zum Tode. Die mit optimalen Dosen von Casein injizierten Tiere dagegen blieben am Leben und ihr Komplementgehalt stieg.

Weichardt hatte vor Jahren darauf hingewiesen, daß nicht nur nach Injektion von kolloidalem Palladium, sondern auch nach Zuführung anderer Energiearten, wie elektrischer-, Radiumbestrahlung usw., Protoplasmaaktivierungen, die auf Abspaltungen aktivierender Spaltprodukte zurückzuführen sind, beobachtet werden. Später ist die Steigerung der Antikörperbildung nach optimalen Dosen von Röntgenbestrahlung mehrfach untersucht worden (Kaznelson-Lorant, Freund-Dresel, Heidenheim, Fried u. a.). Eine besonders eingehende Arbeit liegt von A. Lusztig aus dem Strahlentherapeutischen Institut in Frankfurt a. M. vor. Dieser untersuchte den Verlauf der verschiedensten Antikörperkurven nach Röntgenbestrahlung und kommt zu dem Schlusse, daß, wenn eine minimale Menge von spezifischen Antistoffen und die Protoplasmaaktivierung auslösende primäre Reizwirkung vorhanden ist, die Abwehrkräfte des Organismus durch die Röntgenstrahlen angeregt und in ihrer Wirkung gesteigert werden.

Die *zeitlichen Verhältnisse* bei der Antikörperbildung durch unspezifische Reize bei vorbehandelten Tieren untersuchte Tsukahara: am 3. Tage traten die Agglutinine im Blute auf und vermehrten sich später noch, am 6. bis 8. Tage war der Höhepunkt erreicht. Injizierte man einem mit einer bestimmten Bakterienart behandelten Tiere eine zweite Bakterienart, so wurden Agglutinine gegen das erste und das zweite Antigen gebildet, und zwar verläuft die Kurve gegen das Antigen der Nachbehandlung wie beim nicht vorbehandelten Tiere. Die Kurve gegen die erste Bakterienart hat eine Inkubationsdauer von mehreren Tagen. Dann steigt sie langsam an, bleibt längere Zeit auf der Höhe und fällt allmählich wieder ab. Ähnliche Befunde hatten früher H. Conradi und Bieling. Wenn es auch interessant ist, den zeitlichen Verlauf von Antikörperkurven nach unspezifischen Einflüssen zu verfolgen, so ist es doch nicht möglich, bestimmte, allgemeingültige Regeln aufzufinden. Die individuelle Reaktionsfähigkeit der Versuchstiere ist gerade in diesem Punkte außerordentlich verschieden:

So fand M. Jaggi, daß die Antikörperkurve vorher mit Infektionserregern vorbehandelter Tiere nach Einspritzung von Deuteroalbumose und Natrium nucleinicum genau so verlief wie bei Tieren, welche die erste Einspritzung erhalten hatten. Nach einem Inkubationsstadium fand ein allmählicher Anstieg statt. Andere Tiere reagierten ganz anders, hier trat ein schnellerer Anstieg ohne Latenzstadium ein. Es löst die Nachimpfung des vorbehandelten Tieres fast unmittelbar die Reaktion aus. Jedenfalls steht fest, daß gerade Eiweißinjektionen besonders geeignet sind, *spezifische* Antikörperbildungen bei spezifisch vorbehandelten Tieren anzuregen.

Neuerdings spricht PFANNENSTIEL von einem „Serumstatus" und bezeichnet damit den Antikörpergehalt eines Individuums, er findet ihn nach den mannigfachsten unspezifisch-therapeutischen Eingriffen, z. B. Mineralwasserapplikation, erhöht.

3. Verfolgung der Stoffwechselvorgänge.

Zunächst seien die Gasstoffwechselversuche von A. LEIMDÖRFER am physiologischen Institut der Universität Wien genannt. Dieser Autor zeigte, daß durch Injektion von Eiweiß eine Steigerung der Oxydationsvorgänge hervorgerufen wird. Mit dieser Steigerung war stets ein *Temperaturanstieg* verbunden. Blieb er aus, so war auch keine Änderung des Gaswechsels festzustellen. Folgende Autoren fanden ein Ansteigen des Gaswechsels: F. R. LÖNING nach Injektion von Pferdeserum, J. SÄNGER nach Injektion von Milch, R. DITTLER nach Injektion von Sperma. Gleiche Resultate hatten H. POLLITZER und E. STOLZ. E. AMSTAD zeigte am Berner physiologischen Institut, daß der Grundumsatz nach parenteraler Einführung artfremden Eiweißes erhöht war. Nach den Arbeiten von H. POLLITZER und E. STOLZ wirkt das parenteral eingeführte Eiweiß auf zwei verschiedene Zentren, auf das Zentrum des Gaswechsels und das Zentrum der Temperaturregulierung. Diese beiden Wirkungen lassen sich bei Kohlehydratkost trennen. Man kann dann die Steuerapparate des Gaswechsels, unabhängig vom Fieber, beeinflussen. E. MEYER stellte ebenfalls Gasstoffwechselversuche an. Nach ihm tritt nach parenteraler Eiweißzufuhr zunächst eine Senkung des Grundumsatzes ein, dann bis zur 10. Stunde eine starke Steigerung.

H. HERXHEIMER und seine Mitarbeiter fanden eine deutliche Steigerung des O_2-Verbrauches nach anstrengender Übung. Diese Steigerung war noch nach 24 Stunden nachweisbar und schwand erst am dritten Tage. Der Grundumsatz sank wenige Tage nach Aussetzen des Trainings. Auf Grund früherer Versuche hatte ich den Schluß gezogen, daß leistungssteigernde Spaltprodukte ein wesentliches Förderungsmittel allmählicher Höherleistung, wie sie im Training zum Ausdruck kommt, sind[1], s. S. 8 ff. Hier sind auch Versuche von BELHRADEK zu erwähnen, der Kaulquappen mit tetanisierten Froschmuskeln fütterte. Als Kontrolle dienten gleiche Tiere, die mit Ruhemuskeln gefüttert wurden. Eine Beschleunigung des Wachstums trat bei den mit tetanisierten Muskeln gefütterten Tieren ein, so daß auch hier die aktivierende Wirkung der Spaltprodukte zum Ausdruck kommt. Diese Versuche wurden von SIEBERT und PETOW an der HISschen Klinik bestätigt. Diese Autoren betonen, daß in der Säurewirkung die Ursache des Wachstumsunterschiedes nicht gesucht werden kann. Sie sehen das wirksame Agens der Zellstimulation gemäß den WEICHARDTschen Anschauungen in der aktivierenden Wirkung der höhermolekularen Abbauprodukte.

Nach H. VOLLMER muß man nach Proteininjektionen eine anfängliche acidotische Phase unterscheiden, die später in eine alkalotische umschlägt. In dieser ist die oxydative Zellfunktion gesteigert. Nach SINGER sind derartige Erscheinungen auf eine Beschleunigung des Abbaues in den peripheren Geweben zurückzuführen.

---

[1] WEICHARDT, W.: Training im Lichte der Immunitätslehre. Festschrift für J. ROSENTHAL. Leipzig: Georg Thieme 1906.

E. MAYER fand, daß ebenfalls eine charakteristische Beeinflussung des Stoffwechsels nach Proteininjektionen stattfindet: durch die parenterale Eiweißzufuhr wurde der Grundumsatz meist zunächst für wenige Stunden gesenkt, dann trat — etwa bis zur 10. Stunde — eine starke Steigerung ein. Die Zeit und das Ausmaß der Reaktion sind auch hier wieder von zwei Faktoren, dem Zustande des Versuchsindividuums und der Reizgröße des injizierten Präparates, abhängig.

W. LIPSCHITZ und R. BIELING arbeiteten Methoden aus, durch Reduktion des m-Dinitrobenzols, bzw. des Anthrachinons, Stoffwechselvorgänge in der Zelle zu verfolgen. Diese Methoden haben sich als brauchbare Prüfungen von oxydoreduktiven Vorgängen in der Zelle bewährt. Bemerkenswert für unsere Zwecke ist, daß die *atmungsfördernden* Körper, die sich allenthalben in Gewebsextrakten und auch in Bakterienkulturen finden, keineswegs identisch sind mit wachstumsfördernden bzw. als Vermehrungsreiz wirkenden Körpern, die ebenfalls in Extrakten lebender Gewebe vorkommen (s. S. 54). Das gleiche gilt auch von den hemmenden Substanzen.

Nach den in dieser Monographie vielfach hervorgehobenen Gesichtspunkten ist eine Trennung dieser Wirkstoffe in fördernde oder hemmende nicht ohne weiteres möglich. Ob eine Förderung oder Hemmung eintritt, wird vielfach von dem Zustande des verwendeten Objekts und der Menge des zur Verwendung gelangten Wirkstoffes abhängen.

Mit den Methoden von W. LIPSCHITZ und R. BIELING arbeiteten auch H. LÖHR und A. GOTTSCHALK. Nach ihnen sind die oxydoreduktiven Prozesse auf Leber- und Muskelzellen beim Meerschweinchen zwischen der 12. und 36. Stunde nach Caseosaninjektion (HEYDEN) gesteigert. Setzte man zu Leber- und Muskelzellen normaler Meerschweinchen Serum unspezifisch vorbehandelter Tiere, so wurde die Gewebsatmung ebenfalls beträchtlich vermehrt, und zwar in den Leberzellen noch mehr als in den Muskelzellen. Die Autoren schreiben den Produkten gesteigerter dissimilatorischer Tätigkeit diese Wirkung zu. Nach GOTTSCHALK üben Gewebs- und Zellsäfte, ebenso wie eiweißfreie Extrakte aus Geweben in optimaler Konzentration einen steigernden Einfluß auf den Zellstoffwechsel aus. Mittels der LIPSCHITZschen Reduktionsmethode von m-Dinitrobenzol stellte H. LÖHR vergleichende Versuche an und fand, daß der Steigerung des Gaswechsels im Gesamtorganismus eine Vermehrung der Oxydationen in den einzelnen Zellen parallel geht. *Ganz im Gegensatz dazu steht der Peptonshock und der anaphylaktische Shock.* Hier ist die Oxydation der Zellen durchgehend gehemmt[1]. An der medizinischen und chirurgischen Klinik in Kiel untersuchten M. BÜRGER und M. GRAUHAM mittels Stoffwechselversuchen die Beeinflussung durch den postoperativen Eiweißzerfall. Nach den Autoren bilden sich proteinogene Toxine im Anschluß an Operationen. Je nach der Menge und Neubildung, z. B. von großen granulierenden Flächen, ist die Wirkung verschieden. In leichteren Fällen treten lediglich postoperatives aseptisches Fieber und postoperative Leukocytose auf. In schweren Fällen kommt es zu Intoxikationserscheinungen, die durch postoperative Albuminurie und schwere Entero-

---

[1] Eine gute Beschreibung dieser Technik findet sich in der „Klinischen Laboratoriumstechnik" von BRUGSCH-SCHITTENHELM. 2. Aufl., **2**, 1176/77 (1924).

kolitiden gekennzeichnet sind. Es können Wundkachexie und langsames Siech-
tum die Folge sein (proteinogene Kachexie, SCHITTENHELM-WEICHARDT).

Aus dem chirurgischen Schrifttum sind besonders die Versuche W. v. GAZAS
zu nennen, der den Stoffwechsel am Wundgewebe untersucht hat und zu dem
Schlusse kam, daß vor allen Dingen die bei den Prozessen der Autolyse entstehenden Spaltprodukte für die Wundheilung und Regeneration in Frage
kommen. Hierher gehören auch die Studien E. LETTERERS. Der Verfasser
kommt zu dem Schluß, daß nach Proteineinspritzungen eine omnicelluläre
Aktivierung zustande kommt. Es findet eine vermehrte Abgabe von Globulinen
an das Blut statt. Diese entspricht einer Verschiebung im Zelleiweiß selbst
zugunsten des Globulins und ist nach LETTERER der Grund dieser Erscheinungen.
Nach diesem Autor liegt also die Stelle der Globulinvermehrung in der Zelle
selbst, die der Spender des vermehrten Fibringlobulins und Albumins ist, und
zwar in der Reihenfolge, daß das Fibringlobulin als unstabilstes Eiweiß voran-
geht und das Albumin als stabilstes und am meisten disperses abschließt.

W. BÜNGELER untersuchte an der weißen Maus die Beeinflussung des Gewebs-
stoffwechsels durch Histamin: nach Injektion kleiner Dosen (etwa $^1/_{10}$ der Dosis
letalis) ist eine deutliche Steigerung der Leberatmung festzustellen. Das Maxi-
mum wird im Verlaufe der 1. Stunde nach der Injektion erreicht, nach 2 bis
3 Stunden Rückkehr zur Norm. Injektion großer Dosen von Histamin dagegen
führt zur Hemmung des Leberstoffwechsels. Der Stoffwechsel der Leber und
Niere nach intravenöser und peroraler Zufuhr von Wasser und Ringerlösung wird
ebenfalls beeinflußt, und zwar findet nach BÜNGELER eine starke Steigerung der
Atmung von Leber und Niere statt, besonders nach intravenöser Injektion.
Man muß also — wie BÜNGELER mit Recht hervorhebt — diese stoffwechsel-
steigernden Wirkungen des Wassers allein kennen, wenn man die Beeinflussung
des Organstoffwechsels durch verschiedene in Wasser gelöste Substanzen er-
forschen will.

J. VORSCHÜTZ stellte Untersuchungen an roten Blutzellen an und fand, daß
nach Proteininjektionen absolute Eiweißvermehrungen und dann -verminde-
rungen eintreten. Durch die Versuche dieses Autors wird also eine bestimmte
Veränderung der Zelle in der Aktivierungsperiode direkt nachgewiesen.

MEYER-BISCH bestimmt den Neutralschwefel und sieht in ihm einen feinen
Indicator quantitativer Veränderungen des Eiweißstoffwechsels. Er konnte
nach Eiweißinjektionen eine erhebliche Veränderung dieses Stoffwechsels nachweisen.

Ferner sind die Versuche K. WATANABES an Ratten wesentlich. Er spritzte
diese mit Pferdeserum ein und analysierte behandelte und nichtbehandelte
Tiere. Er bestimmte Gesamtstickstoff, Eiweiß, Fett, Phosphorsäure, Calcium
und den Wassergehalt. Er kam zu dem Resultat, daß die Zellfunktionen durch
die parenterale Einverleibung von Proteinen angeregt werden. Der N-Stoffwechsel
wird beschleunigt, Dissimilation und Assimilation werden gefördert.

Des öfteren ist der Nachweis geführt worden, daß die stickstoffhaltigen Spaltprodukte des Eiweißes die Intensität des Stoffwechsels steigern können. Hier
sei auf die Versuche von J. LUSK hingewiesen, der diesen Nachweis für Aminosäuren führte. Ein Ansteigen des Aminosäurespiegels nach Caseosan wies
G. WOLPE nach. Nach seiner Ansicht findet der Eiweißzerfall durch Anregung

der Fermentbildung statt, die gegen parenteral eindringende organische Substanzen, z. B. Krankheitserreger, gerichtet ist. Der Autor konstruiert einen Zusammenhang zwischen der Stärke der Abwehrkräfte des Organismus und der Höhe des Aminosäurespiegels.

Auch A. CARREL fand anläßlich seiner Studien an explantiertem Gewebe, daß, wenn zu Spaltprodukten reiner Proteine Glycokoll und Nucleinsäure gesetzt wurden, die nutritive Fähigkeit des Gemisches für das Wachstum von Sarkomfibroblasten geeigneter war und die Länge des Lebens der Gewebe zunahm. Nach diesem Autor wird durch Eiweißinjektionen ein Reiz auf die Leukocyten ausgeübt. Diese geben „Trephone" an das Plasma ab. Die Wirkung dieser Stoffe besteht in einer Schwächung der wachstumshemmenden Kräfte des Serums. Derartige wachstumshemmende Stoffe nehmen im Alter zu. Man gibt also durch Leukocytenreizung dem Serum gewissermaßen die Eigenschaften des Jugendzustandes wieder.

Nach B. BUSSON entfaltet das reticuloendotheliale System nach Eiweißinjektionen eine größere Tätigkeit. Ferner sind die Lymphdrüsen nach diesem Autor dann hyperaktiv.

W. BÜNGELER untersuchte den Organstoffwechsel nach parenteraler Reizkörperzufuhr mit der Methode von WARBURG und verglich die Änderung der Atmung und Gärung gleichzeitig mit dem mikroskopischen Bilde.

Aus seinen Untersuchungen geht hervor, daß Leistungssteigerungen, die sich durch eine Erhöhung der Gewebsatmung kennzeichnen, abhängig sind von der Art des Reizkörpers, von seiner Menge und der besonderen Struktur der kolloidalen Lösung. Meist läßt sich eine schnell vorübergehende Senkung des Stoffwechsels (der Atmung und der Gärung) feststellen, die nach kurzer Zeit, je nach der Art der verwendeten Reizkörper, in eine verschieden lang andauernde *Stoffwechselsteigerung* übergeht. Die stärkste Steigerung der Atmung war mit der kolloidalen Eisenlösung „Siderac" der Firma Promonta zu erzielen. Hier blieb auch die anfänglich nachzuweisende Hemmung der Stoffwechselvorgänge aus. Bei wiederholten und großen Dosen von Reizkörpern sinkt die Atmung unter die Norm, es steigt aber die anaerobe Glycolyse.

Die anatomischen Veränderungen, die hiermit verbunden sind, bezeichnet BÜNGELER als Endothelaktivierung. Dies ist ein Zustand, der mit einer akuten exsudativen Entzündung verglichen wird. Nach mehrfachen Einspritzungen kam es zur Wucherung im Endothel, zu Atmungshemmungen und zu erheblicher Steigerung des Spaltungsstoffwechsels. Dieser Zustand entspricht dem eines regenerativen Vorganges.

Verfasser vergleicht die Wirkung parenteral einverleibter Reizkörper vom anatomischen und stoffwechselchemischen Standpunkte aus mit einer leicht verlaufenden und zeitlich eng zusammengedrängten Entzündung des gesamten Endothels, vorzugsweise des Reticuloendothels. Unter den anatomischen Veränderungen ist vor allem die Veränderung der Niere hervorzuheben, deren Glomeruli im Anfang stark anschwellen, später kommt es zur Retraktion der Glomeruli, und im Kapselraum befindet sich Flüssigkeit.

Die *Endothelaktivierung* in den meisten Organen ist vor allem charakterisiert durch eine Schwellung, die sehr hochgradig sein kann.

4. Verschiedene Reizwirkungen. Einfluß auf die blutbildenden Organe.

W. WEICHARDT nahm die vermehrte Milchsekretion bei Ziegen unter bestimmten Kautelen nach parenteraler Einverleibung von Eiweißen als Maßmethode. Die gleiche Beobachtung wurde später von klinischer Seite bei stillenden Frauen gemacht. Ferner wurden nach Injektion von Eiweißen vermehrte Speichel-, Magensaft-, Pankreas- und Tränensekretion, ferner vermehrter Gallefluß, (L. ASHER) beobachtet.

HEIDENHEIM sah vermehrte Lymphbildung infolge Anregung der Sekretion der Capillarzellen. Der am leichtesten zu verfolgende Ausdruck einer unspezifischen Leistungssteigerung im Organismus nach parenteraler Einverleibung von Eiweißen ist das Auftreten der Leukocytose. Es sei auch an dieser Stelle wieder darauf hingewiesen, daß hier nur ein *Symptom* vorliegt, das nicht als *Maßmethode des Gesamteffektes* gebraucht werden kann. Das reaktionsfähige Knochenmark antwortet mit einer *Funktionssteigerung* des *myeloischen* und *erythroblastischen Systems*. Nach Injektion von Peptonen und Bakterieneiweißen wird meist zunächst *Leukopenie* beobachtet, die gewöhnlich 1—2 Tage anhält. Injiziert man natives Eiweiß, so dauert der Abfall der Leukocytose meist nur wenige Stunden. Es folgt dann eine Leukocytose mit starker Vermehrung der Neutrophilen, wobei die Lymphocyten und Eosinophilen an Zahl abnehmen. Es treten zahlreiche Jugendformen und Vorstadien der Polymorphkernigen auf. Diese letzte Phase tritt nach Injektion von Pepton und Bakterieneiweiß viel später auf. Hier ist neben der Reizung des Myeloidsystems auch eine solche des erythroblastischen wahrzunehmen[1].

Von einer „Aktivierung mesenchymatischer Zellen" hatte H. SIEGMUND gesprochen. Diese wird durch erhöhte Resorption gekennzeichnet. Ferner findet eine Neubildung von Zellrassen und -typen aus indifferenten pluripotenten Keimlagern in der Nähe der Blutbahn statt und es entstehen myeloische oder myeloisch-erythroblastische oder lymphocytäre Zellen. Diese können dann in die Blutbahn gelangen.

Zweifellos spielt das reticuloendotheliale System (L. ASCHOFF, A. KIYONO), das ja für Immunitätsvorgänge im allgemeinen sehr wichtig ist, auch bei Reaktionen auf unspezifisch-therapeutische Einflüsse eine große Rolle.

5. Steigerung von Reparationsvorgängen.

A. P. DUSTIN und CHAPEAU verfolgten die omnicelluläre energetische Welle der Antikörperbildung nach intraperitonealer Injektion von Proteinen direkt morphologisch. Sie fanden in allen Organen mit teilungsfähigen Zellen (Milz, Thymus usw.) starke mitotische *Zellneubildung*.

O. KAUDERS und E. STRANSKY setzten experimentell Schädigungen von gewisser Größe und studierten die Reparationstendenzen an Kontrollen einerseits und an mit Proteinen injizierten Tieren andererseits. Als Testobjekt dienten ihnen die Brachialnerven des Meerschweinchens, die sie durch Blei in zuverlässig nachweisbarer Weise vergifteten. Die eine Hälfte der mit Blei vergifteten Tiere injizierten sie jeden 2. Tag mit Milch in Dosen von 1—2,5 ccm intramuskulär.

---

[1] Zitiert nach LÖHR in BRUGSCH-SCHITTENHELM: Klinische Laboratoriumstechnik, Bd. 2.

Die mit Milch behandelten Tiere lebten länger als die Kontrollen. Es war also die Widerstandskraft des Organismus erhöht. Charakteristisch waren die Unterschiede der histologischen Veränderungen. Bei den mit Milch injizierten Tieren zeigten sich geringere Myelinzerfallserscheinungen. Die Reparationstendenzen waren bei den behandelten Tieren sowohl im Nervenparenchym als auch im Zwischengewebe weiter fortgeschritten. Blutaustritte und Bindegewebsinfiltrationen waren bei den behandelten Tieren geringer als bei den Kontrollen. Auffällig war die Beschleunigung der Abfuhr der Markzerfallsprodukte bei den mit Protein behandelten Tieren. Das ist auch für die menschliche Pathologie wichtig. Die Verfasser weisen auf die chronischen Zerfallsprozesse bei degenerativen und diskontinuierlichen Neuritiden oder bei Tabes hin. Bei letzterer Erkrankung steht der mit Markscheidenzerfall einhergehende Prozeß gegenüber dem entzündlichen im Vordergrunde. So ist es verständlich, daß die Reparationstendenz bei diesen Erkrankungen durch optimal geleitete unspezifische Therapie gefördert werden kann. Dazu kommt die Wirkung auf den Gesamtorganismus, der ja bei Paralyse, wie KAUDERS und STRANSKY betonen, ebenfalls in Mitleidenschaft gezogen wird, so daß hier die von WEICHARDT angestrebte omnicelluläre Leistungssteigerung von Nutzen sein muß (s. Malariabehandlung S. 38).

Auf weitere morphologische Einzelheiten einzugehen, ist nicht der Zweck dieser Abhandlung. Es sei auf die Arbeiten des B. FISCHER-WASELschen Institutes (A. WALD, W. HESS, W. BÜNGELER, A. GÖBEL), ferner auf die Arbeiten von H. SIEGMUND hingewiesen.

Hier seien noch die Herdreaktionen bei unspezifischer Immunisierung besprochen: Wir haben es dabei mit Zellen zu tun, die bereits erhöhte Empfindlichkeit gegen die verschiedensten Zustandsänderungen erlangt haben, wie z. B. die sensibilisierten Zellen des tuberkulösen Herdes. Diese reagieren auch auf unspezifische Einwirkungen, so auf die Injektion von Proteinen, besonders, unter Umständen mit Zerfall. Immerhin hat diese erhöhte Ansprechbarkeit nicht den Charakter einer *spezifischen* Reaktion. Die Spezifität, z. B. von Tuberkulin, ist dadurch gekennzeichnet, daß eine Reaktion bei außerordentlich hohen Verdünnungen eintritt. Übrigens kann die *Herdreaktion*, besonders bei Erkrankungen der Haut, auch nach unspezifischer Injektion verhältnismäßig stark sein, während die *Allgemeinerscheinungen* fehlen. Daß gegen eine bestimmte Infektion *spezifisch* überempfindliche Individuen, insbesondere solche, die gegen Tuberkulin überempfindlich sind, auch gegen *unspezifische* Reize, also z. B. andere Infektionen, erhöht empfindlich sind, ist in der Literatur über unspezifische Therapie schon seit langem bekannt (s. auch S. 16ff.). Vergleiche z. B. meine Zusammenfassung aus dem Jahre 1926 „Unspezifische Immunität", G. FISCHER, Jena, S. 5ff. So kann eine Infektion die Reaktionslage eines Organismus, Infektionen und Schädlichkeiten gegenüber, grundlegend verändern, so daß diese Individuen dann ganz anders reagieren als normale. Später hat MORO für die besondere Reaktion anaphylaktischer Tiere gegenüber unspezifischen Reizen den Namen „*Parallergie*" geprägt. Er definiert ihn ungefähr so: unter Parallergie verstehen wir eine von der spezifischen Allergie induzierte Reaktionsveränderung des Organismus gegenüber unspezifischen, d. h. von primärem Allergen verschiedenen Reizstoffen belebter oder unbelebter Natur. Sie ist ein fakultativer Begleitzustand der Allergie, äußert sich meist als gesteigerte, seltener als herabgesetzte Entzündungsbereitschaft und pflegt vorübergehend am stärksten ausgeprägt zu sein, während der Entwicklung und den Zeiten von Schwankungen der Allergie, kann aber auch in ihrem stationären Stadium in Erscheinung treten. Unter „*Pathergie*" versteht Rössle die Gesamtheit der krankhaften Erscheinungen, die durch veränderte Reaktionsweise hervorgerufen sind. Dieser Begriff soll die spezifische oder eigentliche Allergie und die unspezifische Allergie umfassen. v. Gröer versteht im Gegensatz dazu unter Pathergie die Grunderscheinung der reaktiven Beantwortung einer Reizwirkung. Unter „*Allobiose*" versteht Heubner die Tatsache, daß der Organismus sich unter bestimmten Vorbedingungen anders verhält (z. B. andersartiges Verhalten gegenüber Arzneistoffen im Hunger). Den Namen „*Statotropie*" bildete Wiechowski. Unter dem Motto „Hyperergie"[1] bespricht R. Klinge Bekanntes.

Urbach führt neuerdings den Namen „Metallergie" ein: „Wenn andersartige Antigene in einem spezifisch sensibilisierten Organismus allergische Reaktionen unter demselben klinischen Bilde produzieren, das unter Einwirkung des spezifischen Antigens entsteht." — Unter „*Skeptophylaxie*" versteht man Shockvermeidung nach Besredka durch vorherige protahierte Gaben des Antigens in kleinen Dosen.

Jeder der Autoren hält es für notwendig, die Erscheinung mit einem besonderen Namen zu belegen und rühmt die Vorzüge des von ihm gebildeten. Es erscheint indessen zweifelhaft, ob es vorteilhaft ist, für eine an sich bekannte Erscheinung neue aus der griechischen und lateinischen Sprache stammende Namen zu erfinden. Zum mindesten sollten diese Neuerfinder von Namen daran denken, daß es für die Fernerstehenden und für die lernende Generation sehr schwer ist, sich durch ein Gewirr von Namen und Definitionen, die jeder autoritativ in seinem Sinne abgibt, hindurchzufinden.

Oft zeigen sich die entzündlichen Abwehrprozesse bei der Herdreaktion in optimaler Weise, so daß eine *Heil*wirkung zustande kommt. Nur in diesem Falle kann von einer *Heilentzündung* gesprochen werden, es liegt nur dann eine zweckmäßige Abwehrreaktion vor. Nach L. Aschoff handelt es sich um eine *defensive Entzündung*. Werden die entzündlichen Prozesse zu hochgradig, so wird der *infektiöse Vorgang* im Gegensatze dazu gefördert. Es kommt also auch hier lediglich auf die *Dosierung* an und nur der erfahrene Kliniker, der den zu beeinflussenden Fall, seinen Verlauf und seine Reaktionsstärke beurteilen kann, wird meist die richtige Dosierung, die von diesen Faktoren abhängt, treffen. Nur er kann die Dosis parenteral einzuverleibender Proteine richtig bemessen. Über Herdreaktionen bei Malaria s. S. 39.

6. Ein Kriterium allein ist für den Gesamteffekt nicht maßgebend.

A. Schittenhelm und W. Weichardt wiesen hauptsächlich auf diesen Umstand hin. Wesentlich ist, daß die eine oder andere Organleistung mehr oder weniger in den Vordergrund tritt. Das hängt zweifellos von der jeweiligen Konstitution und dem Stadium des Krankheitsprozesses ab, der für die Wirkung der in Frage kommenden Spaltprodukte maßgebend sein wird.

A. Schittenhelm und W. Weichardt wählten 3 hervorstechende Kriterien: die Leukocytenwerte, die Temperaturreaktion und den Stickstoffwechsel nach einmaliger und wiederholter Injektion der verschiedensten Eiweiße. Die dabei

---

[1] Zu deutsch Leistungssteigerung.

erhaltenen Werte wurden miteinander verglichen. Als Versuchsobjekte dienten Hunde, die im N-Gleichgewicht eingestellt waren. Wie aus den folgenden Kurven hervorgeht, zeigt sich, daß bei richtiger Dosierung die Werte bei allen 3 Kriterien ansteigen. Sie gehen aber durchaus nicht parallel. Nach einer 2. Injektion ist z. B. bei einem Hunde die Temperaturschwankung nur gering, die Steigerung der N-Ausscheidung jedoch außerordentlich groß und lang anhaltend, ebenso die der Leukocytenwerte und des Allgemeinbefindens. Die Autoren schließen aus ihren Versuchen, daß beim parenteralen Abbau von Eiweißkörpern verschiedener Struktur ganz differente Abbauprodukte auftreten. Ihre Wirkung auf den Organismus äußert sich in verschiedener Weise, so daß das Krankheitsbild dadurch beeinflußt wird. Das Ziel dieser Forschung ist, Beziehungen einzelner Symptome zu chemisch charakterisierbaren Stoffen zu finden.

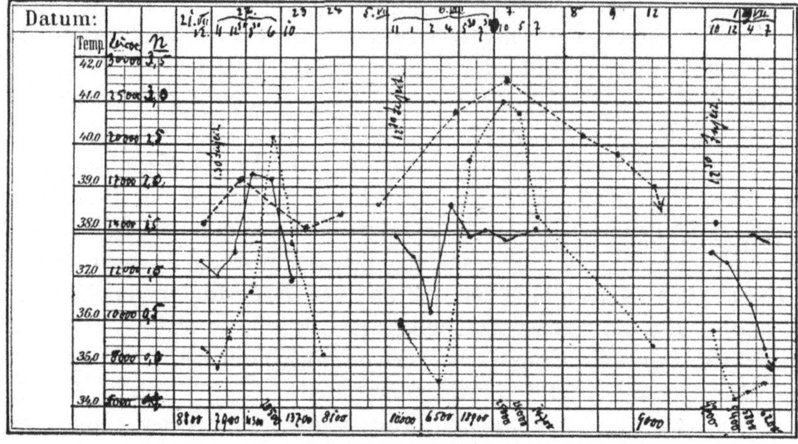

Abb. 7. Hund, mit Eiereiweiß intravenös injiziert.
———— Temperatur, ·········· Leukocyten, – – – – Stickstoffausscheidung.

Beeinflussung von Überempfindlichkeitserscheinungen durch spezifische und unspezifische Mittel.

Die Überempfindlichkeitsnatur des Heufiebers und Heuasthmas wurde am DUNBARschen Institut im Jahre 1902 von W. WEICHARDT erkannt. Er nahm im Anschluß an die R. PFEIFFERsche Endotoxinlehre an, daß bei der parenteralen Verdauung der Pollen giftige Wirkstoffe entstehen[1].

Da es sich bei diesen Zuständen um spezifische Überempfindlichkeiten gegen Allergene (Pollen, Schimmelpilzsporen u. a.) handelt, ist eine Behandlung mit antitoxischem Serum, das DUNBAR gefunden zu haben glaubte, aussichtslos.

Es kommt höchstens eine Desensibilisierung mit kleinen Dosen des spezifischen Reizmittels, möglichst in der heufieberfreien Zeit in Frage, und die Desensibilisierung wird nach dem Vorgang amerikanischer Forscher (L. FREEMAN u. a.) auch in Europa jetzt in vielen Fällen mit Erfolg angewendet.

Da, wo eine spezifische Desensibilisierung nicht ausführbar ist, hat man versucht, durch *unspezifische Mittel* Besserungen zu erzielen.

---

[1] Zur Kenntnis des Heufieber- und Eklampsieheilserums. Berl. klin.-ther. Wschr. **1903**, Nr 1. — Über spezifisches Heufieberserum. Sitzgsber. physik.-med. Soc. Erlangen **37**, 209 (1905) und Biochem. Zbl. 4 (1905).

STORM VAN LEEUWEN empfahl Alttuberkulin und Schwefelpräparate. Ein sehr schwefelreiches Präparat ist das auf S. 32 beschriebene Detoxin aus hydrolysiertem Deckepithel.

Nach der früheren Auffassung (SCHITTENHELM-WEICHARDT, P. KRAUS, E. FRIEDBERGER u. a.) waren also die *parenteralen Verdauungsprodukte* das Wirksame der Anaphylaxie. Nach SCHITTENHELM-WEICHARDT entstehen diese Wirkstoffe in den Zellen (Conjunctivitis, Rhinitis, Enteritis usw. anaphylactica). Neuerdings wurde von TH. LEWIS das Auftreten einer H-Substanz (histaminähnliche Substanz) und von STORM VAN LEEUWEN das Auftreten von Zwischensubstanzen als eigentliche Wirkstoffe angenommen. Mir scheint hier eine Annäherung an die früheren Auffassungen, daß bei dem parenteralen Verdauungsprozeß die eigentlichen Wirkstoffe erst entstehen, vorzuliegen.

Die vielfach beobachtete gute Wirkung *unspezifischer Injektionen* bei *spezifischen* Überempfindlichkeitsvorgängen möchte ich auf eine Anregung der ungenügend arbeitenden cellulären Abbauprozesse zurückführen, so daß eine beschleunigte Entfernung der die Zellen schädigenden Intermediärprodukte erfolgt.

Beeinflussung von Wirkungen bestimmter Pharmaca.

A. Pausenversuche.

Zahlreiche Berichte von klinischer Seite liegen darüber vor, daß die Proteininjektionen die Wirkungsschwelle von Arzneimitteln beeinflussen können. Diese Wirkungen sind praktisch von besonderer Bedeutung und bedürfen der Analyse durch genaue Stoffwechseluntersuchungen.

E. A. EDELMANN berichtet über Verstärkung der spezifischen Wirkung von Salicylaten bei Arthritis durch Milchinjektionen. C. LEVADITI fand, daß Wismutpräparate, wenn man sie mit Eiweiß mischt, derart verstärkt werden können, daß der gleiche Heileffekt mit einer viel geringeren Dosis Wismut erreicht werden kann. KYRLE stellte Untersuchungen über die Kombination der Proteintherapie mit anderen Arzneimitteln an. So können Quecksilber-, Arsen-, Urotropin-, Chinin- und Hypnotikawirkungen und andere durch Proteinzusätze verstärkt werden. E. STARKENSTEIN zeigte, daß Tiere, die Albumoseinjektionen und Milch erhalten haben, Strychnin in Dosen, die sonst tödlich sind, vertragen. Über ähnliche Versuche berichtet DÖLLKEN.

Will man dieses Phänomen an kleinen Tieren, z. B. Mäusen und Ratten, studieren, so ist eine außerordentlich feine Dosierung und eine besonders gute Beobachtung der Latenzzeiten erforderlich. Auch ist die besondere Empfindlichkeit dieser Versuchstiere zu berücksichtigen, so daß ein ganz gleichmäßiges Tiermaterial Voraussetzung ist. Dies wird nur derjenige besitzen, der eigene Mäusezuchten hat.

Meine früheren Versuche nach dieser Richtung sind im Jahre 1912 in meiner Monographie über Ermüdungsstoffe zusammengefaßt. Die deutlichste Beeinflussung hat man bei Chemikalien, die durch die Stoffwechselsteigerung, die im Körper durch den unspezifischen Eingriff hervorgerufen wird, rascher eliminiert werden als bei den Kontrolltieren. Es muß deshalb der jeweilige Zeitpunkt der Stoffwechselsteigerung nach Proteininjektionen zunächst abgewartet werden.

Ich habe im Jahre 1912 folgenden Versuch mit genau dosierter Blausäureinjektion beschrieben:

Von 12%iger Blausäure wird 1 ccm genau abgemessen und mit einem Liter destillierten Wassers sorgfältig gemischt. Davon werden je 0,2 ccm zwei 15 g schweren Mäusen, die vor dem Versuche normale Aftertemperatur zeigen, subcutan eingespritzt. Die eine davon ist mit einer optimalen Proteindosis am Tage vorher injiziert worden. Die angegebene Dosis der verdünnten Blausäure liegt bei gut gehaltenen Mäusen unter der Schwelle der direkt tödlichen Giftwirkung. Die beiden Tiere werden zunächst etwas affiziert, jedoch stellt sich bei den von 5 zu 5 Minuten vorzunehmenden Aftermessungen bald heraus, daß nur die nicht vorbehandelte Maus einen etwas stärkeren Temperaturabfall aufweist, die vorher mit dem Proteinpräparate behandelte nicht. Die Temperaturbeobachtung ist nun entscheidend für den richtigen Zeitpunkt einer nochmaligen Injektion von etwa 0,1 bis 0,3 ccm der verdünnten Blausäure. Zur Injektion müssen fein eingeteilte, sog. Tuberkulinspritzen verwendet werden. Eine weitere Injektion ist nötig, wenn die Temperatur der unvorbehandelten Maus nicht mehr sinkt, während die der geimpften annähernd normal geworden ist. Gewöhnlich stellt sich dieser geeignete Zeitpunkt nach etwa 20 Minuten, von der ersten Injektion an gerechnet, ein, kann aber auch, je nach der Individualität der beiden Tiere, schon früher, bei 10 Minuten, oder später, bei 30 Minuten, liegen. Weitere Injektionen sind nun ebenfalls nur nach fortgesetzten vorsichtigen Temperaturbeobachtungen vorzunehmen.

Nach 1—2 Stunden ist bei sachgemäßer Weiterinjektion ein sehr erheblicher Unterschied zwischen den beiden Mäusen festzustellen. Die Körpertemperatur der einen, vorher mit optimalen Dosen von Protein injizierten Maus weicht von der einer normalen nicht wesentlich ab; die Atmung ist nicht verlangsamt, die Maus ist nicht soporös. Die andere, nicht vorbehandelte Maus dagegen hat eine sehr niedere Temperatur (30^0 und weniger), sehr verlangsamte Atmung und bleibt, da sie soporös ist, in Rückenlage gebracht, längere Zeit in derselben liegen. Werden dann die Tiere noch immer mit kleinen Dosen Blausäure gleichmäßig weiterbehandelt, so geht die Atmungsverlangsamung der nicht immunisierten soporös gewordenen Maus ganz allmählich in Atemstillstand über, während die vorher immunisierte Maus bis dahin schwerere Schädigungen noch nicht erlitten hat und gewöhnlich anderen Tags vollkommen erholt ist.

Wird dagegen das Experiment schon unterbrochen, wenn die unvorbehandelte Maus eine Körpertemperatur von 30^0 zeigt, so erholt sich auch diese im Verlauf der nächsten 24 Stunden. Als Erklärung wurde eine Leistungssteigerung des gesamten Stoffwechsels bei der unspezifisch vorbehandelten Maus, die zu rascherer Oxydation und Ausscheidung führt, angenommen. Wir sehen also, daß schon bei richtig ausgeführter unspezifischer Vorbehandlung durch die Steigerung des Stoffwechsels recht erhebliche Einflüsse im Vergiftungsbild von Tieren, die mit bestimmten Chemikalien injiziert werden, festgestellt werden können.

Bekanntlich hat später HUNT eine *spezifische* Stoffwechselsteigerung durch Thyroxin erzielt und dabei gezeigt, daß die vorbehandelten Tiere gegen Acetonitril resistenter sind als die nicht behandelten (s. Thyroxinversuche auf S. 61). Es haben aber danach GELLHORN und PAAL u. a. angegeben, daß die Reaktion auch nach anderen Injektionen eintritt. PAAL nimmt ebenfalls an, daß die erhöhte Resistenz der behandelten Tiere durch Stoffwechselreaktionen, die im Körper ausgelöst werden, zu erklären ist.

Bei unspezifischen Injektionen wird der Vorgang so sein, daß bei optimaler Dosierung die Schilddrüsenfunktionen ebenfalls angeregt werden, worauf zum

Teil die gesteigerte Resistenz gegen Blausäure zurückzuführen sein dürfte. Ein Unterschied zwischen spezifischer und unspezifischer Beeinflussung wird auch hier wieder darin gegeben sein, daß die spezifischen Produkte z. B. aus der Hypophyse, die die Thyreoidea reizen, im Gegensatz zu den unspezifisch wirkenden Reizsubstanzen, in außerordentlich hohen Verdünnungen noch wirksam sind.

Unsere mit reinem Cyanwasserstoff ausgeführten Versuche, durch die nach optimalen unspezifisch-therapeutischen Reizen, z. B. Proteininjektionen, eine erhöhte Resistenz der injizierten Tiere den Kontrollen gegenüber gezeigt wurde, sind also Vorläufer der in der Literatur allenthalben zitierten HUNTschen Reaktion.

Von neueren Arbeiten sind vor allem die von A. RIESSER und seinen Mitarbeitern zu erwähnen. Dieser fand, daß ultraviolette Strahlung die Empfindlichkeit weißer Mäuse und Ratten gegen narkotisch wirkende Alkoholinjektionen herabsetzt; ebenso wirkten Caseosaninjektionen. Hier begann der Schutz gegenüber dem Alkohol am 2. Tage nach der letzten Caseosaninjektion und dauerte 4—5 Tage. Er ist unabhängig von dem Auftreten von Temperaturreaktionen. Diese Resultate werden mit der durch diese unspezifischen Einflüsse erzielbaren Oxydationssteigerung erklärt. Gerade der im Gewebsstoffwechsel nach RIESSER besonders leicht und gewissermaßen physiologisch angreifbare Alkohol wird durch die Oxydationssteigerung besser und sicherer erfaßt als die schwerer und gewissermaßen unphysiologischen oxydierbaren anderen Gifte. Dazu kommt, daß man beim Alkohol mit unterletalen, lediglich toxisch-narkotischen Mengen arbeiten kann, da hier die narkotische Wirkung schon ein genügend sicher zu beobachtendes Vergiftungssymptom ist.

Bei den oben beschriebenen Blausäureversuchen ist neben der narkotischen Wirkung die Temperaturerniedrigung von uns als Symptom gewählt worden. Wie ich schon vor Jahren fand, kann man auch bei anderen Vergiftungen, wenn der allerdings schwierig auszuführende, aber sehr fein zu dosierende Pausenversuch eingehalten wird, Unterschiede erhalten, die bei Verwendung einmaliger hoher Dosen nicht zu erzielen sind.

Die Beeinflussung der Giftempfindlichkeit muß vollkommen davon abhängen, ob die unspezifisch-therapeutische Wirkung auf die Körperzellen bereits eingetreten ist. Wie wir oben sehen, hängt das von einer Reihe von Faktoren ab, die durch den Zustand des Individuums und die Dosis der verabfolgten Reizsubstanzen bestimmt sind. Eine Oxydationssteigerung z. B. wird bei verhältnismäßig geringen Dosen eher eintreten als bei starken. Daher sind genauere Angaben über die Latenzzeit nach der Vorbehandlung unbedingt erforderlich. Auch geht aus derartigen Versuchen hervor, daß unspezifisch-therapeutische Behandlungen gelegentlich auch die Giftempfindlichkeit gegen bestimmte Pharmaca erhöhen können, dadurch, daß man Gifte einverleibt, deren Wirkung durch Oxydationsprozesse gesteigert wird, weil eben ihre Oxydationsprodukte giftiger sind als sie selbst. So gelang es H. VOLLMER durch Bestrahlung die Empfindlichkeit gegen Hydrochinon und Colchicin zu erhöhen. In einer späteren Arbeit führt VOLLMER aus, daß die Übung der Oxydationsvorgänge beim Hydrochinon, Brenzcatechin, Anilin und Colchicin zu einer Verstärkung auch normalerweise vorhandener Oxydation und damit zu giftigeren, beim Äthylalkohol zu weniger giftigen Substanzen führt. Daher ist die Gewöhnung an dieses Gift nach wiederholter Einverleibung zu verstehen, da durch die ersten Injektionen eine Leistungssteigerung der Oxydationsvorgänge im Organismus eintritt. Ebenso ist es verständlich, daß bei wiederholter Einverleibung der erstgenannten Gifte eine gewisse Überempfindlichkeit gegen sie auftritt.

Später hat von klinischer Seite vor allem KÖNIGER betont, daß bei unspezifischtherapeutischer Behandlung nicht nur die richtigen Dosen, sondern auch die richtigen Intervalle innegehalten werden müssen. Intervallstudien an Tieren finden sich bereits in der ersten Auflage meiner Monographie „Ermüdungsstoffe" aus dem Jahre 1912, S. 52.

B. Versuche, Substanzen verschiedenster Wirkung auszuschalten.

Seit den Untersuchungen von A. SCHITTENHELM und W. WEICHARDT war bekannt, daß gewisse zusammengesetzte Eiweißkörper, wie Nucleohiston, Nucleoglobulin und Nucleoprotamin, bei Injektion in geringen Dosen keine augenfälligen Wirkungen hervorbringen, ganz im Gegensatz zu den isolierten Eiweißkomponenten derselben, Histon, Globulin, Protamin. Die Autoren fanden ferner, daß die diaminosäurereichen Spaltprodukte, wie Histon, Protamin und Kyrin sich im Gegensatze zu den monaminosäurereichen als sehr wirksam erwiesen. Auf dem in diesen Arbeiten eingeschlagenen Wege wird eine exakte Aufklärung der Frage zu erreichen sein, inwieweit wirksame Eiweißspaltprodukte für den Körper indifferent sind. Viele wirksame Spaltprodukte dürften locker gebunden und dadurch unwirksam sein. W. WEICHARDT und E. SCHWENK fanden Gruppen von ganz bestimmter Struktur, die entgiftende Eigenschaften haben. Es erwiesen sich Substanzen als geeignet, die eine mit 2 Wertigkeiten an Kohlenstoff gebundene NH-Gruppen besitzen. Mit diesen war es möglich, in bestimmter Weise hergestellte wirksame Eiweißspaltprodukte zu entgiften. Die Autoren fanden derartige entgiftende Substanzen in Acetonextrakten dialysierter Seren. Als Reagens diente ihnen das Temperaturzentrum. Sie konnten zeigen, daß in bestimmter Weise durch Elektrolyse hergestellte Eiweißspaltprodukte, parenteral einverleibt, in geringer Menge eine Temperaturerhöhung hervorbringen; in größerer Menge lähmten sie das Temperaturzentrum. Über die Technik s. Methoden der Erforschung unspezifischer Beeinflussungen[1]. Wurden nun die wirksamen Eiweißspaltprodukte mit den Hemmungskörpern in vitro zusammengebracht und nach einer Bindungszeit von 1 Stunde bei 37⁰ mit den wirksamen Spaltprodukten injiziert, so trat kaum Temperaturerniedrigung ein. Ein gleich großes Kontrolltier erhielt die wirksamen Spaltprodukte allein. In verschiedenen Arbeiten aus dem Jahre 1913[2] haben W. WEICHARDT und E. SCHWENK zahlreiche beweisende Kurven veröffentlicht. Eine in Band 5 der Erg. Hyg. usw. veröffentlichte Kurve ist in Abb. 8 wiedergegeben.

Später hat E. JENA im Institut von W. WEICHARDT ein an Sulfohydrilsubstanzen reiches wasserlösliches Hydrolyseprodukt aus Keratin hergestellt, von dem gezeigt werden konnte, daß es letale Dosen von Cyankali, Strychnin, Nikotin, Phosphor, Phenol, Adrenalin, Digitoxin, Histamin zu entgiften vermag, wie aus den Arbeiten von E. KEESER und KUO JÜAN DSCHANG (Pharmakologisches Institut Würzburg) hervorgeht (Detoxin der Firma Wülfing). Wie

---

[1] Handbuch der biologischen Arbeitsmethoden von E. ABDERHALDEN, Abt. XIII, Teil 2, S. 665.

[2] Z. physiol. Chem. 88, 381 und Z. Immun.forsch. 19, 528.

W. WEICHARDT nachwies, kommen diese Entgiftungen auf zwei Wegen zustande, 1. auf chemischem Wege durch direkte Bindung oder durch Bildung entgiftender Intermediärprodukte, 2. durch Wirkung auf die Zelle, wobei eine Erhöhung des Stoffwechsels und die raschere Entfernung giftiger Wirkstoffe die hauptsächlichste sein dürfte.

BUSCHKE und Mitarbeiter fanden, daß höhere Salvarsandosen vertragen werden, wenn vorher oder gleichzeitig diese Hydrolyseprodukte injiziert worden sind. Diese Entgiftungen sind für die Praxis wesentlich, weil differente Heilmittel in größeren Dosen gegeben werden können.

In einer neueren Arbeit bestätigen K. ZIPF und E. BARTSCHER die Befunde von BISHOP und KENDALL. Diese zeigten, daß nicht schädigende *Formaldehydgaben* die spontanen rhythmischen Kontraktionen der isolierten glatten Muskulatur des Warmblüters hemmen und häufig ihren Tonus herabsetzen. Ebenso wird durch Formaldehyd die Wirkung chemischer Stoffe, wie des Histamins oder des Anaphylaxiegiftes, die den Tonus und die rhythmische Bewegung der glatten Muskulatur steigern, gehemmt oder aufgehoben. Die Entgiftung des Histamins beruht nach KENDALL auf einer extracellulären chemischen Reaktion, die analog dem Vorgange bei der Formoltitration von SÖRENSEN nach folgendem Schema verläuft: $R . CH_2 . CH_2 . NH_2 +$ $HCHO = R . CH_2 . CH_2 . N : CH_2 + H_2O$. Auch sekundäre Amine, z. B. das Adrenalin, gehen eine Verbindung mit Formaldehyd ein und können in ihrer Wirkung gehemmt werden. Unter den Aldehyden reagieren, wie KENDALL zeigte, alle diejenigen, bei denen das der Aldehydgruppe nächstgelegene Kohlenstoffatom keinen Sauerstoff enthält, andere z. B. das Glycolaldehyd und Methylglyoxal nicht. Eiweißkörper können sich mit Formaldehyd verbinden. Auch Peptone, Proteosen und gewisse depressorische Substanzen aus dem Blute, Urin und Gewebsextrakte können durch Formaldehyd entgiftet werden. Neben diesen chemischen Entgiftungen läuft eine intracelluläre Wirkung auf das Zellsubstrat. Nach ZIPF und BARTSCHER treten beide Arten der Entgiftung bei Histamin und anderen biogenen Aminen und bei den adenosinartigen Stoffen auf. Nur intracelluläre Entgiftung findet bei Acetylcholin, Pilocarpin und Baryumchlorid statt.

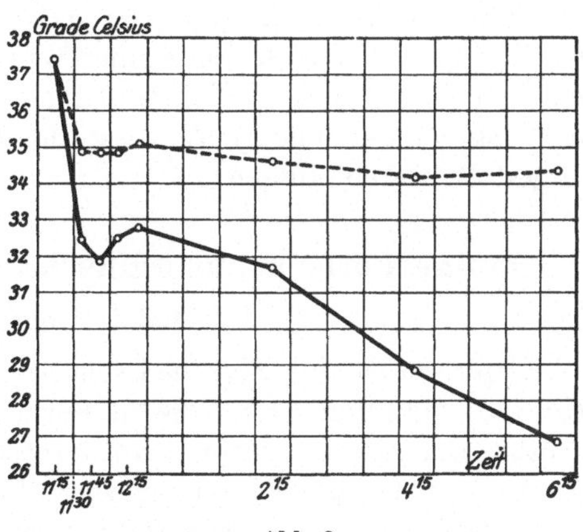

Abb. 8.

—— Durch Elektrolyse hergestellte höhermolekulare, wirksame Eiweißspaltprodukte, ----- dieselben + 0,1 einer 1% Succinimidlösung.

L. E. BAKER und A. CARREL zogen als Reagens Fibroblasten aus 12 Jahre alten Kulturen heran und fanden, daß Lipoide wachstumshemmende Faktoren im Serum sind. Entfernten sie die Lipoide aus dem Serum, so wurde das Wachstum der Fibroblasten viel weniger gehemmt, während Lipoide allein, die aus dem Serum extrahiert wurden, das Wachstum stärker als das Serum allein hemmten. Auch Lipoide aus Hühnerhirn, Hühnerleber, Ei und Embryonalgeweben hatten die gleichen Wirkungen. W. WEICHARDT und FLUHRER fütterten monatelang Ziegen mit den oben erwähnten Acetonextrakten aus Geweben und spritzten diese Tiere und die Kontrollen mit einer bestimmten Menge Tuberkelbacillenemulsion. Die gefütterten Tiere zeigten eine geringere Ausbreitung des tuberkulösen Prozesses. Die Autoren diskutierten die Möglichkeit, daß diese Erscheinung auf die Hinwegnahme der das Bakterienwachstum aktivierenden Spaltprodukte zurückzuführen sei.

Es ist nicht ausgeschlossen, daß die klinisch beobachteten Erfolge der Zuführung gewisser Nahrungsmittel bei chronischen Infektionen auf diesen Hemmungsmechanismus zurückzuführen sind. M. TERRADA fand, daß in den Seren der meisten Tiere Stoffe vorhanden sind, die die wachstumsfördernden Substanzen der Influenzabacillen vernichten. Bei einem kranken Tiere konnte er diese Stoffe nicht nachweisen. Nach W. KOLLATH und B. LEICHTENTRITT treten diese von M. TERRADA gefundenen Substanzen im Blute von Skorbutmeerschweinchen vermehrt auf. Die Wachstumsintensität der Influenzabacillen im Blute von Skorbuttieren war daher stark herabgesetzt. Wurden die Tiere geheilt, so schwanden diese die Wuchsstoffe neutralisierenden Substanzen. W. WEICHARDT und L. RIEDMÜLLER konnten ebenfalls wachstumshindernde Wirkung von Seren gegen Wuchsstoffe, die nach der oben beschriebenen Technik hergestellt waren, finden.

Einige Formen unspezifisch-therapeutischer Beeinflussung.
I. Behandlung mit Eiweißen.

Empirisch ist mit Eiweißen seit langem schon behandelt worden; vor allem waren es die alten Ärzte, die in Form von Transfusionen oft eine erstaunlich richtige Einstellung zu den Erfordernissen der unspezifischen Therapie fanden.

Wie aus der Literatur ersichtlich, fielen jedoch diese empirisch gefundenen Wege meist, nachdem sie anfangs überschätzt worden waren, wieder der Vergessenheit anheim. Eine Neubelebung dieses Gebietes war erst möglich, nachdem experimentelle Grundlagen gewonnen worden waren, auf denen eine einheitliche Beurteilung möglich war. Erst nachdem hinreichend exakte Befunde vorlagen, ist eine dauernde Weiterentwicklung des Gebietes gewährleistet. Es hat sich gezeigt, daß der von mir durch zahlreiche Versuche begründete Begriff der *Aktivierung der verschiedensten Zellfunktionen durch sekundär im Körper entstehende Wirkstoffe (Protoplasmaaktivierung)* für viele Erfolge, die durch unspezifisch-therapeutische Maßnahmen, so durch Eiweißinjektionen, zu erzielen sind, eine befriedigende Erklärung und eine tragfähige Basis für die Beurteilung des ganzen Gebietes darstellt. Diese Beurteilung hält sich frei von einseitiger und schematisierender Betrachtung, die bei Hervorhebung nur eines Symptomes oder eines Organsystems stets eintreten muß.

Wenn einzelne Spezialforscher neuerdings wiederum dazu neigen, von diesem oder jenem Organsystem, z. B. dem vegetativen Nervensystem, oder von einzelnen Symptomen aus, wie z. B. vom Fieber, eine Gesamtbeurteilung unspezifisch-therapeutischer Eingriffe zu versuchen, so sollte man bedenken, daß durch eben diesen Fehler schon früher diese Forschung immer wieder auf ein totes Gleis gebracht worden ist. Eine derartige einseitige Beurteilung wird dem wirklichen Geschehen im Organismus selten Rechnung tragen.

Auf die theoretischen Studien W. Weichardts folgten die klinischen Arbeiten von P. Saxl, F. Luithlen und R. Müller, später die von R. Schmidt, die aufgekochte Milch verwendeten und ihre therapeutischen Erfolge auf das Auftreten körpereigener Wirkstoffe als gemeinsamen Faktor zurückführten. Gegen die Verwendung gekochter Milch kann man geltend machen, daß trotz des Kochens noch widerstandsfähige Dauerformen in der Injektionsflüssigkeit vorhanden sein können. Ferner ist zu bedenken, daß die verschiedenen Milchsorten oft große Unterschiede aufweisen. Andere Bedenken gegen die Verwendung von Milch sind von H. Reiter bereits im Jahre 1918 vorgebracht worden. Diese Abhandlung ist, da der damalige Stand der Proteintherapie kritisch gewertet wird, auch jetzt noch von historischem Wert. Für den Therapeuten ist es wichtig, ein steriles, gleichmäßiges Injektionsmaterial zu benutzen, dessen physiologische Konstanten feststehen. Es war deshalb ein Fortschritt, als Lindig im Jahre 1919 das *Caseosan*, eine 5%ige Lösung von Milchcasein, empfahl, das von der Firma Heyden in Radebeul in gleichmäßiger und einwandfreier Form in den Handel gebracht wird. Dieses Präparat hat sich, wie aus der Literatur darüber hervorgeht, in den Händen geschickter Praktiker vielfach bewährt. Die ersten, die damit Erfahrung sammelten, waren die beiden leider so früh verstorbenen Forscher Lindig und Opitz an der Freiburger Frauenklinik. Im allgemeinen kann man sagen, daß mit diesen und anderen sachgemäß hergestellten Eiweißpräparaten gute Erfolge zu erzielen sind, wenn bei sensibilisierten Individuen sachgemäß spezifische Reaktionen ausgelöst werden. Es fallen vor allen Dingen Herdreaktionen auf, die dann in der Form demarkierender Entzündungen verlaufen. Ferner müßte von Fall zu Fall untersucht werden, inwieweit für die klinisch beobachteten Heilwirkungen die Mehrproduktion der während der chronischen Krankheitsprozesse gebildeten spezifischen Antikörper eine Rolle spielt. Nach den Berichten erfahrener Kliniker liegen oft überraschende Erfolge vor, so bei Arthritiden verschiedener Ätiologie, lokalen Entzündungen in der weiblichen Genitalsphäre, wie Parametritiden, ferner bei Pyodermien, wie Furunkulose, Schweißdrüsenabscessen, lokalen Entzündungen am Auge, wie Ulcus corneae, Bubonen, ferner bei Magen- und Duodenalgeschwüren. Auch zur Prophylaxe und Therapie bestimmter Infektionen, z. B. zur Verhütung und Heilung von puerperalen und postoperativen Infektionen, sind Eiweißinjektionen angewendet worden.

Das konstante Mittel Caseosan muß in höherer Dosierung angewendet werden als die gekochte Milch, was mit Recht darauf zurückgeführt wird, daß in der Milch außer dem Milcheiweiß noch verschiedene Bakterieneiweiße vorhanden sind, die besonders stark, vor allem fiebererzeugend, wirken. Gerade hierdurch kommt allerdings ein inkonstantes Moment in die Behandlung hinein, was wohl besser zu vermeiden ist. Im allgemeinen kann man sagen: Die höhermolekularen Eiweiße nehmen eine Sonderstellung unter den Mitteln der unspezifischen Therapie ein, was wohl auf ihre physikalische Beschaffenheit und auf die Vielheit der beim parenteralen Abbau auftretenden Gruppen zurückzuführen sein dürfte.

II. Metalltherapie.

Die Behandlung infektiöser Prozesse mit Metallen ist vor allen Dingen an den Namen Credé geknüpft. Nach seiner Angabe brachte die Firma Heyden für therapeutische Zwecke das Collargol in den Handel, ein in kolloidaler Form durch Eiweiß als Schutzkolloid gehaltenes Silber. W. WEICHARDT machte darauf aufmerksam, daß die damit berichteten günstigen Wirkungen wohl kaum auf eine direkte Desinfektionswirkung des injizierten Metalles zurückgeführt werden können. Er zeigte nach der auf S. 14 f. beschriebenen Technik, daß bei normalen Tieren nach Injektion kolloidaler Metalle starke Leistungssteigerungen nachzuweisen sind. Aus der bereits wiedergegebenen Kurve 5 auf S. 15, die einer aus dem Jahre 1907 veröffentlichten Arbeit (7, 8) entnommen ist, geht das hervor.

Mit dem von C. PAAL hergestellten kolloidalen Palladium, das Wasserstoff aktiviert, konnte W. WEICHARDT in vitro Eiweißspaltprodukte erzeugen, mit denen der gleiche aktivierende Effekt im Tierkörper nachzuweisen war. Es wurde deshalb der Schluß gezogen, daß die Einflüsse derartiger Metallinjektionen nicht als direkte, sondern als indirekte aufzufassen sind, dadurch, daß sekundär im Körper wirksame Spaltprodukte entstehen. R. SCHMIDT bezeichnete diese später als Äquivalente. Später hat vor allen Dingen L. E. WALBUM die sog. Metallsalztherapie zur Behandlung verschiedener Infektionen verwendet. Nach L. E. WALBUM kommt vor allem der katalytische Effekt der Metallsalze, besonders des Manganchlorids als wirksamer Faktor in Frage, der die enzymatischen Vorgänge im Körper beschleunigt. WALBUM stellte fest, daß die Aktivierung der Körperzellen, wenn man Metallsalze verwendet, bei geringeren Dosen liegt als die der Erreger. Die Autoren wiesen ebenfalls darauf hin, daß die Stärke der Wirkung dieser unspezifischen Therapie von einer gewissen *optimalen Konzentration* abhängt und daß bei hohen Dosen eine lähmende Wirkung zu verzeichnen ist. WALBUM zeigte, daß bei Verwendung optimaler Konzentrationen Staphylokokken-, Dysenterie-, Diphtherie- und Tetanustoxin rascher aus dem Körper eliminiert werden. Akute Intoxikationen sind durch unspezifische Mittel schwerer zu behandeln als chronische. Bei Verwendung kleiner Mengen Manganchlorid wird bei tuberkulösen Meerschweinchen der nach Tuberkulininjektionen eintretende Tuberkulinshock verhindert. WALBUM führt das auf die stark gesteigerte Fähigkeit des Organismus, das Tuberkulin abzubauen, zurück. Bei gleichzeitiger Verwendung von Metallen und Vaccinen kann eine fördernde Wirkung sowohl auf die aktive Immunisierung mit Vaccinen als auch auf die passive mit Heilserum festgestellt werden. Ganz ähnliche Befunde finden wir bei der Durchsicht der Literatur über Eiweißtherapie, was nicht verwunderlich ist, da eben der gemeinsame Faktor dieser beiden Therapiearten in dem Auftreten körpereigener Wirkstoffe zu suchen ist.

An der Medizinischen Poliklinik in Freiburg arbeiteten SCHREIBER-VILLINGER über die leistungssteigernden Wirkungen kleinster Metalldosen. Sie prüften nach dem Vorgange von ZIEGLER die körperliche Leistungsfähigkeit sowie die nervöse und endokrine Reaktionslage durch kurzdauernde leichtere — bis zum Beginn von Ermüdungserscheinungen durchgeführte — Arbeitsbelastung. Gerade diese ließ nach den Autoren die individuellen Reaktionstypen aus dem Verhalten von Puls, Atmung, Blutdruck und Blutzuckerbewegung mit genügender Deutlichkeit hervortreten. Es führt jede körperliche Belastung zu vorübergehendem Anstieg von Pulszahl, Atmung und Blutdruck. Ferner fanden die Autoren in der Blutzuckerkurve ein besonders fein abgestimmtes Reagens von körperlicher Belastung und zwar tritt, besonders bei Ungeübten, als sofortige primäre Wirkung leichter Belastung eine Senkung des Blutzuckergehaltes auf. Starke Erschöpfung kann zu starken sekundären Senkungen der Kurve führen. Eine kleine Belastung zeigt in der Blutzuckerkurve nach SCHREIBER und VILLINGER primär eine dem Parasympathicus eigentümliche Reizwirkung. Die Autoren verwendeten ein goldhaltiges, als Katalysator wirksames organisches Komplexsalz, das Zetton, dessen tonisierender Effekt sich in leichter Verträglichkeit der gleichen Belastungsprobe, rascher Erholung, Fehlen nachhaltiger subjektiver und objektiver Störung von Puls und Atmung, Schweißsekretion und Blutdruck zeigte.

Der durch die Tonisierung erworbene Tonuszuwachs zeigte sich nicht nur in erhöhter körperlicher Leistungsfähigkeit, sondern auch in gesteigerter geistiger Spannkraft. Eine so verbesserte Tonuslage erhöhte die Reaktionsbereitschaft des gesamten vegetativen Systems.

Allerdings liegen auch Berichte in der Literatur vor, in denen darauf hingewiesen wird, daß bei längeren und ergiebigeren Gaben von Metallsalzen zum Zweck der unspezifischen Therapie schädigende Metallwirkungen nicht außer acht gelassen werden dürfen. So zählt BUSCHKE auf: Wirkung auf die Nieren, Albuminurie, parenchymatöse Entzündungen der Epithelien, der Tubuli contorti, bei schweren Prozessen auch intertubuläre Entzündungen, ferner Blutungen in den inneren Organen, Opticusschädigungen, Zerstörung der Achsenzylinder. Es dürfte deshalb in vielen Fällen eine Eiweißtherapie mit konstanten, gut ausgewerteten Präparaten vorzuziehen sein.

In einer lesenswerten Übersicht faßt neuerdings EICHHOLTZ die bisherigen Erfahrungen über Metallkatalyse, insbesondere Eisen, soweit biologische Fragen in Betracht kommen, zusammen. Er sagt u. a.: Nach den vorliegenden Erfahrungen darf man damit rechnen, daß bei *Einführung genügender Eisendosen* im lebenden Körper auf *katalytischem Wege* wirksame intermediäre Stoffwechselprudukte in vermehrter Menge entstehen, wie man seit langem angenommen hat. Nach einer weitverbreiteten und wohl zutreffenden Ansicht sollen nicht nur die eigentümliche, sich im Blutbild äußernde Knochenmarkreizung, sondern auch bestimmte Giftwirkungen des Eisens, vielleicht auch der Aufbau des Hämoglobins auf dem Umwege über katalytisch entstehende wirksame Zwischenprodukte, ausgelöst werden. Die chemotherapeutisch wirkenden Metalle vermögen anscheinend auch nach Kuppelung an die körpereigenen Komplexbildner noch *intermediäre Stoffwechselvorgänge* auszulösen.

III. Infektionstherapie.

A. Allgemeines.

Beobachtungen, daß das Überstehen einer Infektion günstig auf andersartige chronische Prozesse wirken kann, liegen schon in der älteren Literatur vor. Neuere Versuche, eine Infektion durch Einverleibung von Erregern andersartiger Infektionskrankheiten günstig zu beeinflussen, gehen auf die Versuche von TH. RUMPF im Jahre 1893 zurück. Dieser behandelte im Anschlusse an Versuche von E. FRÄNKEL Typhuskranke mit Pyocyaneuskulturen. Es wird über ganz ähnliche Erfolge berichtet, wie sie bei Eiweißtherapie angegeben werden: Fieberverlauf und Allgemeinbefinden werden so günstig beeinflußt, daß schon nach wenigen Tagen von Heilung gesprochen werden kann. Auch DEHIO und seine Schüler behandelten an der Dorpater Medizinischen Klinik im Jahre 1904 Infektionskrankheiten mit wäßrigen Auszügen von Prodigiosus,

Pyocyaneus, Deuteroalbumose und Witte-Pepton. Auch VON DEN VELDEN
beeinflußte im Jahre 1906 verschiedene Krankheiten mit unspezifischen Mitteln,
wie Pferdeserum und dgl., günstig. In neuerer Zeit baute R. KRAUS die Therapie
von Infektionen mit Saprophyten aus und nannte diese Therapieart Heterobakteriotherapie. Eine theoretische Grundlage wurde diesen Versuchen erst
durch die Bearbeitung der Vorgänge nach parenteraler Einverleibung von Eiweißen
und Eiweißspaltprodukten gegeben, indem W. WEICHARDT auf Grund von Versuchen darauf hinwies, daß auch hier in dem Auftreten aktivierender körpereigener Wirkstoffe die gemeinsame therapeutische Ursache zu suchen ist. Zweifellos besteht bei der Therapie mit lebenden Infektionserregern eine gewisse Überlegenheit gegenüber der Therapie mit toten Eiweißen. Diese besteht darin, daß
bei der Infektion fortwährend im ganzen Organismus kleine Mengen aktivierender
Spaltprodukte in Freiheit gesetzt werden. Dieser Vorteil kann indessen in der
Praxis lediglich bei der *Malariatherapie* benutzt werden, bei der es möglich ist,
durch Chinintherapie die gewollte Infektion jederzeit zu kupieren. Andere
Infektionen sind weniger leicht zu beeinflussen. Deshalb wurde von manchen
Seiten von der Anwendung von lebenden Vaccinen zu unspezifisch-therapeutischen
Zwecken, wie z. B. der des Saprovitan, das lebende Erreger enthielt, abgeraten,
weil eben der erzeugte Infektionsprozeß oft das gewollte Maß überschreitet.

R. JOSEPH wies an der dermatologischen Abteilung des Rudolf-Virchow-
Krankenhauses nach, daß bei der Infektionstherapie — er benutzte Recurrens-
tiere, die später mit Nagana geimpft wurden — keine Beeinflussung der ursprünglichen Parasiten stattfindet. Ihre Virulenz war keineswegs abgeschwächt, sie
waren ebenso infektionstüchtig wie vorher. JOSEPH kommt deshalb zu dem
Schlusse, daß der Erfolg der Infektionstherapie auf eine allgemeine „Leistungssteigerung" des *Organismus* zurückzuführen ist, insbesondere auf die Teil-
erscheinungen einer unspezifischen Aktivierung der darniederliegenden Antikörperbildung.

Die antagonistische Wirkung zwischen Recurrens- und Syphilis-, bzw. Fram-
bösieerregern bei Kaninchen, studierten SCHLOSSBERGER und PRIGGE am
KOLLEschen Institute. Sie fassen diese Behandlung ebenfalls als unspezifische
Therapie auf. Auch nach den Untersuchungen von SCHMIDT-OTT am gleichen
Institute, der syphilitische Kaninchen mit Trypanosomen und Bayer 205 be-
handelte, werden Zerfallsprodukte der Trypanosomen und aus dem infizierten
Gewebe stammende Substanzen als für die Heilung wesentliche Wirkstoffe
angenommen.

B. Malariabehandlung der progressiven Paralyse und andere sog. Fiebertherapien als unspezifisch-therapeutische Maßnahmen. Herdreaktionen.

WAGNER-JAUREGG baute seine Behandlung auf der Beobachtung auf, daß
nach Infektionserkrankungen die Paralyse Remissionen zeigt. Er schlug deshalb
im Jahre 1887 vor, dem von der Natur gewiesenen Weg zielbewußt nachzugehen.
Er behandelte zunächst mit Tuberkulin, dann mit Typhus- und Staphylokokkenvaccine. Die wirksamste Behandlung ist die Malariatherapie. Sie ist von WAGNER-
JAUREGG und seinen Mitarbeitern in den letzten Jahren aufs feinste ausgearbeitet
worden, so daß sie jetzt in allen Einzelheiten beherrscht wird und Schädigungen

weitgehend vermieden werden können[1]. Den Arbeiten von B. Busson verdanken wir den Nachweis, daß es sich auch bei dieser Behandlung um eine unspezifisch-therapeutische Maßnahme handelt. Er konnte im Versuch zeigen, daß die Spaltprodukte, die aus den roten mit Malariaplasmodien infizierten Blutkörperchen entstehen, hochwirksam sind und eine ausgezeichnete Wirkung, vor allem auf das Parenchym, haben. Sehr wesentlich sind die Befunde von Busson, daß hierbei eine *Herdreaktion* im Gehirn vor sich geht. Es findet eine starke Steigerung der Entzündungsprozesse sowohl an den Meningen und Gefäßen, als auch in der Hirnsubstanz selbst, statt. Im Gehirn sieht man Anhäufung von Plasma und Stäbchen während der Fieberperiode. Auch Sträussler und Koskinas zeigten, daß die Gehirne von Paralytikern, die während der Malariafieberperiode gestorben waren, stark entzündliche und proliferative Vorgänge aufweisen. Busson fand, daß der Entzündungsprozeß als solcher rasch abklingt und die Exsudate sich zurückbilden. Schließlich kann man — wie Wagner-Jauregg fand — aus dem anatomischen Bilde die Diagnose Paralyse überhaupt nicht mehr stellen.

Da es sich bei der Malariatherapie der progressiven Paralyse um eine *Herdreaktion* handelt, ist auch der serologische Befund im Liquor ausgesprochener als der im Serum. Donath und Heilig fanden, daß der Aminosäuregehalt während der Malariabehandlung im Liquor stärker ansteigt (s. S. 5). Eine Steigerung des Aminosäuregehaltes im Liquor nach Impfmalaria findet nach Plaut bei Gonorrhoikern, also bei normalen Gehirnen nicht statt. Impfmalaria wirkt demnach, wie Wagner von Jauregg hervorhebt, nicht auf das Gehirn überhaupt, sondern nur auf das Gehirn des Paralytikers. Es findet also eine Herdreaktion statt.

Die aktivierenden Wirkstoffe durchdringen die Blutliquorschranke, da diese bei Metalues eine gesteigerte Durchlässigkeit besitzt. Diese haben Hoff und Silberstein an der Hand von Agglutininmessungen nachgewiesen. Ferner kann man bei Malariakur einen erhöhten Opsoningehalt nachweisen, auch eine Reizung der Milz, des Knochenmarks und des Reticuloendothels. Das Blutbild während des Fieberanfalls ist genau untersucht worden. Man kann eine neutrophile, eine monocytäre und eine lymphocytär-eosinophile Phase unterscheiden, auf die noch eine erythrocytäre Reizung folgt. Nach Schilling wirkt die Malaria stärker als Milch- und Nucleinsäureeinspritzungen, weil eine erythrocytäre Reizung vorliegt, die Eiweiße als solche wenig besitzen. Bei Malariainfektion ist das leukocytäre Blutbild nach Wagner von Jauregg vorwiegend ein leukopenisches, während bei anderen Formen der Infektions- und Fiebertherapie eine beträchtliche Steigerung der Leukocyten stattfindet, die aber vorwiegend neutrophilen Charakter haben. Nur bei der Malaria findet eine massenhafte Zerstörung der roten Blutkörperchen statt. Busson und Hotta zeigten, daß die im Abstiege des Malariaanfalles oder kurz danach entnommenen gründlich gewaschenen Erythrocyten, wenn man sie Meerschweinchen injiziert, schwere, oft tödliche Vergiftungserscheinungen und Temperatursturz hervorrufen. Diese Wirkung fehlt den Erythrocyten des Gesunden oder denjenigen, die man beim Abstiege des Fiebers entnimmt, wenn es z. B. durch Saprovitan erzeugt worden ist.

---

[1] Wegen der Einzelheiten der Behandlung sei auf das Werk von B. Busson: „Prophylaxe und Therapie der Infektionskrankheiten und Idiosynkrasien mit spezifischen und unspezifischen Mitteln" hingewiesen. Wien: Julius Springer 1932, S. 216f.

Spirochäten können in den Gehirnen von Paralytikern, die erfolgreich mit Malaria behandelt worden sind, nicht mehr nachgewiesen werden. Sehr wesentlich ist auch, daß die spezifische Behandlung der Syphilis mit Quecksilber, Jod und Salvarsan, die auf Paralytiker erfahrungsmäßig wenig wirkt, im Verein mit Malariatherapie sich als sehr wirksam zu erweisen pflegt (s. S. 29). Dort ist bereits über die Beeinflussung von Wirkung bestimmter Pharmaca durch Proteintherapie berichtet. Es konnte ferner nachgewiesen werden, daß auch bei Recurrenstherapie und anderen sog. Fiebertherapien ein ähnlicher Wirkungsmechanismus statthat. Auch hier dürfte das Auftreten leistungssteigernder körpereigener Wirkstoffe für die Therapie bestimmend sein. In der Praxis hat sich ja die Malariatherapie anderen Therapieformen als bedeutend überlegen gezeigt. Auch die Behandlungen mit Bakterienpräparaten (Saprovitan, Vaccineurin, Omnadin und die Rheumacutinbehandlung nach Ponndorf) sind zweifellos als unspezifisch-therapeutische Beeinflussungen anzusehen und ihr Wirkungsmechanismus ist in der beschriebenen Weise zu erklären.

Daß bei der unspezifischen Therapie der Paralyse durch Malaria auch spezifische spirillenhemmende Stoffe beim Behandeln produziert werden, zeigen Versuche von L. Horn und O. Kauders. Diese injizierten Liquor von Paralysekranken, 1. auf der Höhe des Malariaanfalles, 2. im Intervall zwischen zwei Anfällen, 3. nach Abschluß der Malaria, ferner Kontrollsera unbehandelter Personen Mäusen, die sie später mit Recurrensspirochäten infizierten. Am stärksten wirksam war der auf der Höhe des Malariaanfalles entnommene Paralyseliquor. Ihm folgte das Paralyseserum. Beide gaben einen fast vollständigen Schutz gegen Recurrensinfektion. Weniger wirksam waren Liquor und Serum, das im Intervall zwischen zwei Fieberanfällen genommen wurde. Hier war das Serum wirksamer als der Liquor. Beide Flüssigkeiten waren auch nach Abschluß der Behandlung noch wirksam. Serum und Liquor unbehandelter Personen schützten nicht vor nachfolgender Recurrensinfektion.

Es sind also zweifellos durch die *unspezifischen* Malariabehandlungen *spezifische* Schutzstoffe mobil gemacht worden. Es liegt hier eine *spezifische* Immunkörperbildung beim durch den chronischen Krankheitsprozeß *sensibilisierten* Individuum durch den unspezifischen Reiz vor.

IV. Behandlung mit Histamin.

Die Anschauung, daß nach den verschiedensten Einflüssen in den Organen Wirkstoffe die eigentliche Ursache der beobachteten Erscheinungen sind, wird in den letzten Jahren auch durch die Auffindungen von Thomas Lewis gestützt. Dieser nennt die nach den verschiedensten Reizen auf die Haut aus den Zellen freiwerdende Substanz H-Substanz. Diese hat histaminähnliche Eigenschaften. Er sieht in dem Freiwerden der Substanz einen Verteidigungsmechanismus der Haut. Die Anfangssymptome ihrer Wirkung sind Entzündung, Röte, Schwellung und Wärme. Die wirksame Substanz entsteht in der lebenden Epidermis. Auch mehrere Substanzen können in Frage kommen. Überempfindlichkeit gegen mechanische Reize erklärt Lewis so, daß schon bei geringen Reizen mehr Zellen als beim Normalen verletzt werden, so daß eine größere Menge H-Substanz frei wird. Die Menge kann so beträchtlich werden, daß die Substanz in wirksamen Mengen in den Kreislauf gelangt. Ihre Wirkung ist dann Röte des

Gesichts, allgemeiner Anstieg der Hauttemperatur und geringe Blutdrucksenkung. Ähnliche Erscheinungen treten bei subcutaner Histamininjektion auf. Bei größeren Hautverletzungen kann es sogar zu Histaminshock kommen. Die wirksame Substanz tritt auch bei ähnlich wirkenden Reizen, wie Bestrahlungen s. S. 51 und bakteriellen Infektionen, auf. Auch durch pletysmographische Versuche konnte LEWIS eine Ansammlung gefäßerweiternder Substanzen feststellen. Der Erfolg der Capillarerweiterung ist erhöhte Blutzufuhr. Nach LEWIS wirkt die freiwerdende H-Substanz oder das Substanzgemisch auch auf die zentrale Blutregulation.

DZINICH und PÉLY zeigten, daß der Grundumsatz auf dem Höhepunkt der Histaminreaktion ähnlich dem allergischen Ekzem und dem vagotonischen Zustande eine starke Herabsetzung erfährt. Die Autoren glauben, daß das ein Beweis dafür ist, daß neben der bekannten Sympathicuslähmung eine gleichzeitige Erregung des Parasympathicus stattfindet. Ähnlich wie im anaphylaktischen Shock ist der vegetative Tonus während der Histaminreaktion in der Richtung gegen die Vagotonie verschoben. Die Autoren glauben, daß Histaminreaktion und anaphylaktischer Shock analog seien.

Auf Grund dieser Entdeckungen wurde versucht, mit Histamin subcutan oder in einem geeigneten Salbenvehikel bei chronischen Prozessen, z. B. rheumatischen oder traumatischen Beschwerden und trophischen Veränderungen, eine bessere Gefäßversorgung zu erreichen. Das Histamin wurde auch auf dem Wege der Jontophorese den erkrankten Geweben zugeführt. Über gute Wirkung dieser Behandlung wird berichtet.

V. Die Änderungen der Lebensbedingungen als unspezifischer Reiz.

Wesentlich ist, daß der Wechsel als solcher oft einen Reiz darstellt, durch den Besserung von Krankheitserscheinungen erzielt werden kann. Ja, es können die verschiedensten Änderungen der Lebensbedingungen zu einem derartig günstig wirkenden Reiz führen, mögen sie nun auf dem Gebiete der Ernährung oder als klimatischer Wechsel u. a. in Erscheinung treten. So wird von vielen Seiten diätetischen Präparaten, über deren gute Wirksamkeit berichtet wird, eine unspezifische Reizwirkung zugeschrieben. Dabei ist allerdings zu berücksichtigen, daß derartige Reizwirkungen per os weniger prompt auszulösen sind als bei parenteraler Einführung.

Zu erwähnen ist die Ansicht, daß das Wesen besonderer Kostformen, wie der kochsalzfreien Diät, deren Wirkung bei manchen chronischen Infektionen gerühmt wird, nichts anderes sei als ein Reiz, der zur Umstimmung des Stoffwechsels führt. Es wäre also hier die Änderung als solche das Maßgebende.

Diese Fragestellung gründlich experimentell zu bearbeiten, scheint mir vielfach vonnöten, ehe man nach einem spezifischen Faktor und seiner vermeintlichen Wirkung sucht.

Nach neueren Versuchen von H. CURSCHMANN wurde mittels der Kanthaddinblasenprobe ermittelt, daß eine Zunahme der allgemeinen unspezifischen Hautreaktivität, d. h. eine erhebliche Vermehrung der lymphohistiocytären Zellen im Inhalte der Kanthaddinblase als Ausdruck der funktionellen Erstarkung des reticuloendothelialen Systems anzusehen ist. Die Autoren sehen hier einen Ausdruck erhöhter Abwehrspannung und eine allgemeine und spezielle Kräftigung des Organismus. Sie stützen sich vor allem auch auf die Untersuchungen von MEMMESHEIMER über die enge Korrelativität der Hautgefäße, die die Kantharidenblase zu speisen haben mit dem reticuloendothelialen System bei der Erzeugung der Immunkörperbildung und damit der speziellen und allgemeinen Abwehrsteigerung.

Beeinflussung vegetativer Regulationen durch unspezifischtherapeutische Maßnahmen.

Ich setze an den Anfang dieses Kapitels die Befunde von L. ABELIN, der zeigte, daß proteinogene Amine, Tyramin, Phenyläthylamin, Adrenalin nicht nur auf Herz, Lunge, Gefäße, Drüsen und den Zuckerverbrauch wirken, sondern ganz allgemein den ganzen Stoffumsatz beeinflussen. Nach ABELIN beruht das auf Anregung des vegetativen Nervensystems.

Auch andere Forscher, so E. P. PICK, sprechen der Umstimmung des vegetativen Nervensystems bei der unspezifischen Therapie den entscheidenden Anteil am Erfolge zu.

Durch die Versuche von R. GOTTLIEB, H. FREUND und STORM VAN LEEUWEN wurde gezeigt, daß die Adrenalinempfindlichkeit durch Aderlaß und Caseosaninjektion gesteigert wurde. Es spricht dies also für eine Erhöhung der Sympathicusgiftwirkung. Aber auch die Wirkung des Pilocarpins, eines Giftes, das am parasympathischen System angreift, wird nach Injektion von Eiweiß gesteigert. Diese Versuche wurden von den Autoren an Dauerfistelhunden unternommen. Die Autoren nahmen mit Recht an, daß Produkte des Zellzerfalls die Erregbarkeit der Endapparate des autonomen Nervensystems umstimmen. Diese Wirkung ist über 20 Tage lang festzustellen. Man kann also annehmen, daß diese Zerfallsprodukte lange im Körper zirkulieren. V. GROER fand nach Injektion von Eiweißen einen vagotonischen Effekt. Nebenbei sei daran erinnert, daß nach KRAUS-ZONDEK die Vagotonie durch Alkalose, Ca-Verminderung im Blute, und P- und K-Vermehrung charakterisiert wird, die Sympathicotonie durch Azidose, Ca-Vermehrung, P- und K-Verminderung. Die intracutan gesetzte Adrenalinquaddel wird durch die vorherige Caseosaneinspritzung erheblich vergrößert, ebenso wird das cutan applizierte Tuberkulin wirksamer, wie R. STAHL fand. Nach diesem Autor liegt ein vermehrter Tonus des vegetativen Nervensystems vor. Allerdings finden sich auch gegenteilige Ansichten. So lehnen T. ARLOING und L. LANGERON die besondere Rolle des vegetativen Nervensystems ab; denn sie konnten Zustandsänderungen nach Eiweißinjektionen mit Pilocarpin, Atropin oder Eserin nicht aufheben.

E. FR. MÜLLER und F. W. PETERSEN, die die Leukocytose als Indikator benutzten, wiesen bereits auf die autonome Steuerung, die durch unspezifische Therapie beeinflußt werden kann, hin.

Nach LUKACS weist die unspezifische Reaktion des vegetativen Nervensystems zwei Phasen auf:

1. Eine kurze Phase der *Parasympathicotonie:* Temperatur-, Puls- und Blutdrucksenkung. Alkalose, erhöhte allgemeine und galvanisch neuromuskuläre Erregbarkeit.

2. Eine länger dauernde *Sympathicotonie:* Fieber. Temperatur-, Puls- und Blutdrucksteigerung. Leuko- und Thrombocytose. Acidose und herabgesetzte Erregbarkeit der Sinnesorgane und des neuromuskulären Systems.

In einer lesenswerten Arbeit „Nachdenkliches zum Kochsalzproblem und seiner jetzigen Auswertung" weist Frieboes darauf hin, daß die Ätiologie der an der Haut vorkommenden Überempfindlichkeitszustände so mannigfaltig ist, daß der Begriff der „vegetativen Störung" sicher nur ein Symptom darstellt und daß zum Auftreten der Affektion neben dem auslösenden Moment eine Fülle von anderen Einzelkomponenten gehört. Die verschiedenen Formen der Urticaria können unmöglich immer als Entstehungsmechanismus einer „vegetativen Gesamtstörung" ihr Zustandekommen verdanken. Frieboes führt weiter aus, daß sicher in irgendeiner Form das vegetative System mitbeteiligt ist. Man ist aber deshalb nicht berechtigt, diese Hautkrankheiten als „vegetative Dermatosen" schlechthin zu kennzeichnen.

Im allgemeinen muß man sagen, daß in die zahlreichen Veröffentlichungen über das vegetative Nervensystem keine rechte Einheitlichkeit hineinzubringen ist. Die Resultate sind zum Teil widersprechend. Nach dem jetzigen Stande der Frage ist das nicht zu verwundern. So kann nach E. Schilf ein Nerv sowohl Hemmung als auch Erregung am Organ verursachen. Die Nervenerregungsprozesse, die zur Hemmung oder Erregung führen, können qualitativ einheitliche Vorgänge sein und verhalten sich nur nach der quantitativen Seite verschieden. Der *Zustand des Organes ist vor allen Dingen auch bestimmend* dafür, wie der an sich gleiche Nervenimpuls auf das Organ wirkt. So bewirkt z. B. die Reizung des Nervus hypogastricus der Katze beim nicht graviden Tiere Erschlaffung, beim tragenden Tiere aber eine Kontraktion. Auch Barath weist darauf hin, daß die vegetativen Gifte eigentlich amphotrop sind, d. h., daß echte Doppelwirkungen an beiden Teilen des vegetativen Nervensystems vorkommen können. Der Endeffekt wird durch die Dosierung und den Zustand des Erfolgsorgans bestimmt.

Das eine ist jedenfalls sicher: als zunächst empfindlich und als Überträger der Reize kommen die nervösen Gebilde zuerst in Frage. Aber selbst, wenn man sämtliche zum Organ hinziehenden Nerven durchschneidet, so bestimmen, worauf auch Schilf hinweist, Bestandteile, die sich im Blute gelöst vorfinden, den Zustand und die Tätigkeit autonom innervierter Organe. Diese werden dann nicht auf dem Nervenwege reguliert. Es wäre also einseitig, sich lediglich auf das Gebiet des Sympathicus und Parasympathicus einzustellen, ebenso wie es dem komplexen Geschehen nicht entsprechen würde, in *physikalischen* Veränderungen allein eine genügende Erklärung der Erscheinungen der unspezifischen Therapie zu sehen. Derartige Erklärungen werden dem komplexen Geschehen auf diesem Gebiete nicht gerecht. Sie sind ebenso *prinzipiell falsch* wie die früheren Versuche, die Erscheinungen nach Proteininjektion von *einem Symptom*, das dem Beobachter gewöhnlich am nächsten lag, wie z. B. Fieber, Leukocytose, Entzündung, Antikörperbildung u. a. abhängig zu machen. Diese einseitige Auffassung war der Grund, daß die Behandlung mit Proteinen früher auf Versuche beschränkt blieb, die gewöhnlich bald wieder aufgegeben wurden und keine größere Verbreitung gewannen.

In neueren Arbeiten betont H. Freund besonders, daß die unspezifische Therapie nach der Beeinflussung des vegetativen Nervensystems, und dadurch des Gesamtorganismus, bewertet werden müsse und will einen gewissen Gegensatz zu der ursprünglichen WEICHARDTschen Auffassung der Protoplasmaaktivierung durch körpereigene Wirkstoffe finden. Aus dem Angeführten glaube ich, geht zur Genüge hervor, daß ein solcher Gegensatz nicht besteht. Wie wir gesehen haben, ist durch die verschiedensten Untersuchungen sichergestellt, daß wir es bei unspezifischer Beeinflussung, z. B. bei der Wirkung parenteral einverleibter Proteine, mit keinem einheitlichen Vorgange zu tun haben: chemische und physikalische Vorgänge greifen in sehr komplizierter Weise ineinander.

Die Lehre von der Entstehung spezifisch wirkender Stoffe nach Nervenreizung.

Neuerdings glaubt HOFF für das Verständnis der Abwehrvorgänge der unspezifischen Therapie dadurch eine neue Grundlage gefunden zu haben, daß er die vegetativen Regulationsvorgänge und ihren Zusammenhang wieder in den Vordergrund der Betrachtung stellt. Es ist nicht recht einzusehen, inwiefern eine neue Grundlage des Verständnisses unspezifisch-therapeutischer Maßnahmen jetzt erschlossen sein soll, nachdem — wie wir gesehen haben — schon von so vielen Seiten auf das wesentliche der vegetativen Regulationen hingewiesen wurde. Viel wichtiger für die Beurteilung scheint mir die Lehre von den sympathischen und parasympathischen Stoffen zu sein, die bei Reizung der betreffenden Nerven entstehen und denen der sympathische und parasympathische Effekt zuzuschreiben ist. Diese Idee stammte von C. LUDWIG und wurde später vor allem von L. ASHER formuliert. Ich kam im Jahre 1918 auf Grund meiner Versuche am isolierten Herzen zu dem Schluß, „daß eine gewisse Summe von Spaltprodukten beim isolierten Herzen der Reiz zu einer neuen Schlagfolge ist und daß Lähmung erfolgt, wenn die Anhäufung der Spaltprodukte eine zu große ist". O. LOEWI vermochte dann nach Reizung des Vagus am Herzen den Inhalt der Kammer auf ein anderes Herz zu übertragen und Vaguswirkung zu erhalten. Er erhielt ferner nach Reizung des Herzsympathicus bei Übertragung der Kammer flüssigkeit auf ein Empfängerherz die Wirkung der sympathischen Reizung. Diese Versuche wurden von einer Anzahl von Forschern bestätigt. Eine Anzahl von anderen Forschern aber konnte am gleichen Objekte die Befunde LOEWIS nicht bestätigen. Worauf diese Unsicherheit der Beweisführung gerade am Herzen beruht, werden wir später sehen. Jedenfalls waren die O. LOEWIschen Versuche am Herzen nach der Ansicht von ASHER nicht für die Entstehung eines spezifisch der Nervenwirkung entsprechenden Wirkstoffes beweisend. Später haben allerdings andere Autoren an anderen Objekten die Richtigkeit der Lehre von den autonomen Nervenstoffen bewiesen. So zeigten DALE und seine Mitarbeiter, daß die Wirkung der Reizung der Vasodilatatoren und die merkwürdige motorische Wirkung der Reizung sensibler Nerven nach Degeneraration der motorischen Nerven auf der Bildung von Acetylcholin beruht. Ferner konnte CANNON zeigen, daß bei Reizung glatter Muskeln durch die sympathischen Nerven Adrenalin gebildet wird. Hierher gehört auch der Beweis, daß nach Reizung der Chorda tympani das Blut aus der Speicheldrüse eine andere Speicheldrüse zur Absonderung anregen kann.

Im Mittelpunkt dieser Forschung steht z. Z. DALE und seine Schule. Nach ihm unterscheidet man „cholinergische" Nerven, das sind solche Nerven, die ihren Reiz durch Freimachung von Cholin übertragen. Ihnen gegenüber stehen die „adrenergischen", bei denen der Überträger ein wie Adrenalin wirkender Stoff ist. Im Gegensatz zu den cholinergischen Nerven ist die Zahl der adrenergischen verhältnismäßig gering (Innervation der Drüsen: Speicheldrüse, Leber, des Herzens, des Darms sowie des Sympathicus im Corpus ciliare).

Der Entstehungsort des Acetylcholins ist die Nervenendplatte. Hier ist es wahrscheinlich in einer inaktiven Vorstufe vorhanden und wird auf Einwirkung des Nervenreizes abgespalten.

Ein sehr wirksames Enzym, die Acetylcholinase zerlegt das Acetylcholin in das 100000fach weniger wirksame Cholin und in die unwirksame Essigsäure. Es reguliert so die Acetylcholinwirkung.

Es ist die Möglichkeit vorhanden, daß die Lehre von der chemischen Übertragung vielleicht auch in die Lehre von den Funktionen des Zentralnervensystems eindringt[1].

Es ist hier nicht der Ort auf die Einzelheiten dieser Forschung einzugehen. Letzten Endes werden chemisch definierbare Substanzen nachgewiesen, die eine spezifisch genau zu bestimmende Wirkung haben. So geht nach DALE die allgemeine vasodilatorische Wirkung des Acetylcholins weit über das Gebiet des Parasympathicus und Sympathicus hinaus.

Es gelingt bereits unter bestimmten Versuchsbedingungen, eine Reihe chemisch und biologisch charakterisierbarer spezifisch wirkender Substanzen nachzuweisen. So fand sich z. B. in einer künstlich gesetzten NaCl-Quaddel im warmen Hautbad ein acetylcholinartiger Stoff, in einer Kantharidenblase neben dem acetylcholinartigen Stoff ein histaminartiger, der dessen biologische Reaktion verdecken kann. Bei Reizung bestimmter Nerven wurde ebenfalls eine Anzahl chemisch definierbarer Körper zugleich gefunden.

Wie ich bereits mehrfach hervorgehoben habe, ist das Endziel dieser Forschung eine chemische Definierung des gefundenen Produktes und eine genaue Analyse ihrer Wirkung. Diese wird naturgemäß auf *physiologische* Vorgänge zunächst Bezug nehmen. Bei der Beschreibung des jetzigen Standes der unspezifischen Therapie ist man nun allerdings gezwungen, die Betrachtung weiter zu fassen. Unsere Erfahrungen fordern vielfach „zu kritischer Beschränkung von Spezifitätsannahmen auf"[2] und führen zu einer scharfen Umgrenzung dessen, was Spezifität genannt werden kann. Es ist in diesem Buche mehrfach gezeigt worden, daß eine bestimmte Wirkung vieler körpereigener Spaltprodukte durchaus von zwei Faktoren abhängig ist:

1. von der am Orte der Wirkung vorhandenen Menge und
2. von dem jeweiligen Zustande des Erfolgsorganes.

Fehlen hierüber genauere Angaben, so können bindende Schlüsse noch nicht gezogen werden. L. ASHER fand, daß die sog. *Vagushormonübertragung* auch erhalten werden kann, wenn der Vagus gar nicht gereizt worden ist, sondern das Herz nur experimentell hypodynam gemacht wurde. Es sind also die bei der Ermüdung entstehenden Spaltprodukte, die offenbar, je nach der vorhan-

---

[1] Siehe DALE: Reizübertragung durch chemische Mittel im peripheren Nervensystem. S. 22.

[2] Siehe H. SACHS: Verh. Ges. dtsch. Naturforsch. Düsseldorf. Dtsch. med. Wschr. 1927, 93/94 u. 140/141.

denen Menge, entweder lähmend oder erregend wirken, wobei natürlich wieder der jeweilige Zustand des Herzens wesentlich ist. W. WEICHARDT hatte mit den verschiedensten Eiweißspaltprodukten, Muskelextrakten und Extrakten aus anderen Organen, Herzen, die in bestimmter quantitativer Weise ermüdet waren, angeregt oder gelähmt und gezeigt, daß diese Wirkungen ganz von der verwendeten Menge abhängen. Unter den natürlichen Verhältnissen werden wir beim Herzen mit einem Gemisch verschiedener Spaltprodukte rechnen müssen. A. a. O. wurde bereits gezeigt (s. S. 12), daß die Annahme eines „spezifischen Herzhormons" seitens HABERLANDTs sich erübrigte, nachdem gezeigt werden konnte, daß die gleichen Wirkungen am hypodynamen Herzen mit Spaltprodukten der verschiedensten Herkunft hervorgebracht werden können.

Verhalten des Fiebers zur Antikörperbildung und anderen Schutzeinrichtungen des Organismus.

WEICHARDT-SCHITTENHELM haben — wie bereits S. 27 besprochen — die Beeinflussung dreier wesentlicher Kriterien, die bei der unspezifischen Immunisierung im Vordergrunde des Interesses steben, herangezogen: die Beeinflussung der Temperatur, der Leukocytenwerte und der Stickstoffausscheidung nach ein- und mehrmaliger Injektion der verschiedensten Eiweiße. Sie benutzten Hunde, die im N-Gleichgewicht eingestellt waren. Ferner wurde die Antikörperbildung nach unspezifisch-therapeutischer Beeinflussung verfolgt.

Ohne wieder auf die Einzelheiten einzugehen, möchte ich nochmals hervorheben, daß, wenn auch die gewonnenen Werte, die wesentlich von dem jeweiligen Zustande des Versuchsindividuums abhängen, weder zeitlich noch quantitativ parallel zu gehen pflegen, doch ein gewisser Zusammenhang vorhanden ist, der zweifellos durch die Steuerung vom Zentralnervensystem aus bedingt wird. Hierfür kommen vor allem die vegetativen Zentren im Zwischenhirn in Frage. Durch Halsmarkdurchschneidung kann man einen Zustand der Versuchstiere herbeiführen, in dem sowohl die Temperatursteigerung als auch die Antikörperbildung und die Veränderung im Blutbild nach unspezifisch-therapeutischen Beeinflussungen nicht mehr beobachtet werden können.

Es seien hier vor allem die Versuche von GRAFE und FREUND erwähnt, die das Rückenmark in seinem cervicalen Abschnitt durchtrennten. Die chemische Wärmeregulation ist dann aufgehoben, die Warmblüter werden poikilotherm. Gleichzeitig ist der Eiweißstoffwechsel wesentlich gesteigert. Die normalerweise vom Zentrum ausgehenden hemmenden Einflüsse auf den Eiweißstoffwechsel fallen nach der Durchschneidung weg. Wurden diese Tiere mit Bacillen injiziert, so fand keine Beeinflussung in bezug auf ihre Wärmebildung und N-Ausscheidung durch die Injektion statt, während die Kontrolltiere, bei denen die Durchschneidung nicht stattgefunden hatte, starke Steigerung der Wärmebildung und N-Ausscheidung aufwiesen. Die hemmenden Einflüsse auf den Eiweißstoffwechsel werden im Fieber, im Zusammenhang mit der fieberhaften Störung des Wärmeregulationsapparates, beeinträchtigt. Es besteht also ein weitgehendes Zusammenfallen von Eiweißstoffwechsel und Wärmeregulation.

Pflichtet man den Autoren bei, die in der Steigerung des Eiweißstoffwechsels nach Proteininjektion und im Fieber keinen Reiz, sondern eine Lähmung der regulierenden Zentren im Zwischenhirn sehen, so liegen gemäß unseren Auffassungen bereits lähmende Dosen, soweit dieses Kriterium in Frage kommt, vor.

Übrigens unterlagen die poikilotherm gemachten Tiere bei den Versuchen von GRAFE und FREUND ebenso rasch der Infektion wie die Fiebertiere, so daß aus diesen Versuchen keine Stütze für die Theorie eines sog. „Heilfiebers" entnommen werden kann. Zweifelsohne ist aber ein enger Zusammenhang nach den bisher vorliegenden Versuchen zwischen Fieber und Antikörperbildung vorhanden. So fand BOGENDÖRFER, daß nach Halsmarkdurchschneidung auch die Bildung von Agglutininen gegen abgetötete Paratyphusbacillen beim Hunde ausbleibt. Legte man die Durchschneidung ein Segment tiefer, so erlosch nur die physiologische Wärmeregulation, jedoch nicht die Agglutininbildung.

Auf die Untersuchungen von DONATH, HEILIG und H. LÖHR ist bereits auf S. 5 hingewiesen. Letzterer Autor fand einen bemerkenswerten Zusammenhang zwischen der Höhe des Temperaturanstieges und dem vermehrten Auftreten von Aminosäuren im Plasma. Nucleinsäureeinspritzungen führten zu Vermehrung des Amino-N im Blute. Bei der bloßen Reizung des Wärmezentrums dagegen war eine solche Vermehrung nicht nachzuweisen. Nach vorausgegangenem Wärmestich blieb diese der Nucleinsäurewirkung eigentümliche Reaktion ebenfalls aus.

Die pyrogenen Stoffe des Eiweißabbaus sind zweifellos von besonderem Interesse. Wenn auch die Temperaturerhöhung und die Steigerung der Abwehrkräfte gesonderte Vorgänge sind, so besteht doch ein gewisser Zusammenhang, indem unter normalen Verhältnissen die Reizung des Temperaturzentrums durch aktivierende Spaltprodukte von den übrigen Reizwirkungen nicht zu trennen ist.

KAHLER und KNOLLMEYER stellten eine künstliche Hyperthermie durch Heißluftprozeduren her; vorherige intravenöse Kochsalzinjektion verstärkte die Wirkung. Die Wirkung war proteinähnlich, was verständlich ist, da durch derartige physikalische Einwirkungen aktivierende Spaltprodukte entstehen dürften.

Es kann also das Fieber als solches als wertvolles Symptom und Begleiterscheinung der Antikörperbildung gewertet werden, andererseits ist es mit der Antikörperbildung und Heilwirkung nicht unbedingt verknüpft.

O. BRUNS und R. WYRSCH erzeugten Fieber mit Bakterienaufschwemmungen und drückten die Höhe des Fiebers durch gleichzeitige Gaben von Antipyreticis herunter, was die Patienten als sehr angenehm empfanden, so daß dadurch die Fieberkur erleichtert wurde. Der Heilerfolg der Einspritzungen wurde dadurch nicht gemindert, hängt also von der Höhe der erreichten Temperatur nicht ab. Der Behandlungserfolg ist demnach auf Steigerung anderer Abwehreinrichtungen zurückzuführen. Das Fieber ist also durchaus nicht für den therapeutischen Effekt notwendig und maßgebend. Man sollte deshalb den irreführenden Ausdruck „Heilfieber" verlassen.

Wie wir später sehen werden, schwankt die Ansprechbarkeit des Fieberzentrums individuell und je nach der vorliegenden Erkrankung außerordentlich. Zahlreich sind die Berichte über erfolgreiche unspezifisch-therapeutische Beeinflussungen ohne wesentliche Fieberbewegung. Infektion und Fieber sind nicht zwangsläufig miteinander verbunden. Bekannt ist, daß bei Lues, Tuberkulose und Sepsis Infektionen ohne Fieber vorkommen. Bei fieberlosen Tuberkulösen kann eine Umsatzsteigerung bis 36% ohne Fieber vorkommen (GRAFE).

Auch kann man nach den Untersuchungen dieses Autors an Individuen, die mit Malaria zum Zwecke der Paralyseheilung infiziert sind (s. S. 37 f.), sehen, daß Umsatzsteigerungen bis 25% des Umsatzes vorkommen, während die Temperaturen noch ganz normal sind. In diesem Stadium ist auch die N-Ausscheidung erhöht. Es kann also in der Prodrome, ehe noch Fieber eintritt, der Stoffwechsel bereits erhöht sein.

Ferner zeigten STRIECK und WILSON an der GRAFEschen Klinik, daß bei Infektionen Stoffwechselsteigerungen oft schon vor dem Auftreten des Fiebers vorhanden sind.

Diese Befunde entsprechen den von SCHITTENHELM-WEICHARDT an im N-Gleichgewicht eingestellten Hunden. Es zeigte sich, daß bei richtiger Dosierung der Injektionsdosis alle drei Werte für Temperaturerhöhung, Stickstoffausscheidung und Leukocytenzahl ansteigen, daß sie aber durchaus nicht konform gehen. Bei einer 2. Injektion z. B. waren bei einem Hund geringe Schwankungen der Temperatur, jedoch enorme und lang andauernde Steigerungen des N-Stoffwechsels und der Leukocytenwerte neben intensivster Alteration des Allgemeinbefindens festzustellen. Die Leukocytensteigerung überdauerte in diesem Falle die Temperatursteigerung um mehr als einen Tag, die Steigerung des N-Stoffwechsels um beinahe 4 Tage. Die Autoren kommen zu folgendem Schluß: bei parenteralem Abbau von Eiweißkörpern verschiedener Struktur treten ganz differente Abbauprodukte auf, deren Wirkung auf den Organismus sich in verschiedener Weise zu äußern vermag. Dadurch wird das Krankheitsbild im einzelnen modifiziert. Eine Beziehung einzelner Symptome zu chemisch charakterisierbaren Stoffen zu finden, ist das Ziel unserer Forschung.

Wesentlich für die Frage der Beurteilung des Fiebers sind ferner die Befunde CLOETTAS und seiner Schüler: Diese brachten der Reihe nach Substanzen direkt in Berührung mit dem Wärmeregulationszentrum im Tuber cinerium. Verwendeten die Autoren einfachste Eiweißbausteine, so sahen sie, daß unter den aliphatischen Eiweißspaltprodukten die Verbindungen mit den niedrigsten Molekulargewichten nicht pyrogen wirkten. Erst die komplizierter gebauten sind dazu imstande. Unter den aromatischen Bausteinen hat nach CLOETTA das Tyramin eine deutliche pyrogene Wirkung. Hier scheint die unterste Grenze der Wirkung auf das Temperaturzentrum zu liegen. Damit eine solche Wirkung zustande kommt, ist das Bestehen einer freien oder alkylierten Aminogruppe bei Abwesenheit einer Carboxylgruppe Vorbedingung.

Nach den Versuchen von H. PFEIFFER und F. STANDENATH kann man mit Hilfe des Abbauvermögens der Sera verschiedene Fieberformen unterscheiden: wurde das Fieber durch Zerfall lebenden Gewebes bedingt, so stieg der Peptidasetiter im Serum an. Verursachte man das Fieber durch Wärmestich oder eine andere Maßnahme, die Eiweißabbau ausschloß, so fand dieser Anstieg nicht statt. Die Autoren benutzten als Maßmethode den Abbau des Glycyltryptophans.

Neuerdings betonte vom Standpunkt des Praktikers aus GRÜNZWEIG wiederum in eindringlicher Weise, daß die Fieberbewegung zum Heileffekt bei der unspezifischen Therapie nicht notwendig ist; er nimmt gegen den Begriff des Heilfiebers Stellung.

R. SCHMIDT verfolgte systematisch vom klinischen Standpunkt aus die Fieberbewegung nach Eiweißinjektionen. Er fand, daß die Reaktion nicht nur von der Dosis abhängig ist. Bei normalen Personen kann man meist bis zu 1 ccm einer 10%igen Lösung von Albumose einspritzen, ohne daß Temperaturreaktionen auftreten, beim Gichtkranken pflegt die gleiche Injektion die Temperatur um 2—3⁰ zu erhöhen. Besonders stark mit Temperatursteigerung pflegten Kranke mit Tuberkulose, perniziöser Anämie, Leukämie und Lues zu reagieren.

Auffällig gering war der Temperaturanstieg bei gewissen Carcinomfällen und komplikationsfreiem Diabetes.

HABETIN verwendete zur Injektion Natriumnucleinat; er fand, daß die deutlichste pyrogene Wirkung bei Krankheiten zu erzielen ist, die hämatopoetische Organe betrafen, ferner bei Erkrankungen mit bestimmten Herden pathologischen Gewebes. Nach den Anschauungen von WETZEL ist allerdings die Fieberreaktion nicht beständig genug, so daß man sie nicht zur Diagnosestellung verwenden kann.

In der CURSCHMANNschen Klinik wurden von J. WEHNER mit folgenden in der Klinik für gewöhnlich zur Verfügung stehenden Methoden und Apparaten der Einfluß unspezifisch-therapeutischer Maßnahmen bei der sogenannten „Fiebertherapie" bestimmt. Es wurden ausgeführt:

1. Stündliche Fiebermessungen.
2. Leukocytenzählung in der THOMA-ZEISskammer.
3. Blutausstriche. Färbung nach MAY-GRÜNWALD-GIEMSA (Linksverschiebung mit myeloischer Tendenz).
4. Verminderung der Alkalireserve im Blutplasma im Sinne der Fieberazidose, bestimmt mit der Methode VAN SLYKE.
5. Abnahme der Eiweißmenge im Blutserum, bestimmt mit dem PULFRICH-schen Eintauchrefraktometer von ZEISS.
6. Anstieg des Blutzuckers, bestimmt nach der Methode CRECELIUS-SEIFERT.
7. Steigerung des Gesamtstoffwechsels (Stoffwechselapparat nach KNIPPING).

Die Reaktionen traten sämtlich auf, auch wenn Narcotika (Somnifen, Dilaudid, Pantopon) zur Behebung der häufig bei Fieber auftretenden Beschwerden dazu gegeben wurden.

Am Schlusse dieses Abschnittes seien noch die wesentlichen Untersuchungen von C. SCHILLING über die Sensibilisierung des vegetativen Systems durch Intracutaninjektion erwähnt. Der Autor kommt zu folgenden Schlüssen:

1. Die *Intracutaninjektion* ist ein amphotroper Reiz und wirkt nicht spezifisch auf den Vagus.

2. Weder die Leukocyten noch der Blutdruck, nach der Blutzuckerspiegel werden durch die Intracutaninjektion gleichmäßig beeinflußt.

3. Injektionen mit spezifischen Reizmitteln wirken bei Intracutaninjektion energischer als bei subcutaner.

4. Werden spezifische Reizstoffe subcutan injiziert und wird gleichzeitig ein unspezifischer intracutaner Reiz beigebracht, so wirkt die letztere Injektion aktivierend auf den spezifischen Reiz.

5. Sowohl Vagus wie Sympathicus werden durch intracutane Injektionen ansprechbar gemacht, es findet also eine Sensibilisierung des vegetativen Systems durch Intracutaninjektion statt.

Wie wir gesehen haben, ist ein gewisser Zusammenhang zwischen Fieber, Immunkörperbildung und Stoffwechsel vorhanden, zwangsläufig ist er jedoch nicht. Ja, es besteht in vielen Fällen sogar eine gewisse Unabhängigkeit der einzelnen Symptome. Es ist deshalb eine Beurteilung nur von Fall zu Fall statthaft. So ist es zweifellos irreführend, für unspezifisch-therapeutische Beeinflussungen Schemata zu konstruieren, weil sie den natürlichen Verhältnissen selten gleichkommen. Das, was von Fieber, Stoffwechsel und Immunkörperbildung gesagt worden ist, gilt auch für die Beeinflussung des Blutbildes, azidotischer und alkalotischer Einstellung der Körpersäfte, Calcium- und Kaliumübergewicht, die nach neueren Untersuchungen der Sympathikotonie einerseits und der Vagotonie andererseits entsprechen.

Auch bei dem an sich interessanten Versuch, die Vorgänge nach unspezifischtherapeutischen Beeinflussungen in 2 Phasen einzuteilen, ist leider eine gewisse willkürliche Schematisierung nicht zu vermeiden. Von den neueren Autoren unterscheidet HOFF folgende Phasen:

1. Phase	2. Phase
Fieberanstieg, Fieberhöhe	Fieberabfall
Leukocytenanstieg mit myeloischer Tendenz	Leukocytenabfall mit lymphatischer Tendenz
Abfall der Alkalireserve (Azidose)	Anstieg der Alkalireserve
Anstieg des Gesamtstoffwechsels	Abfall des Gesamtstoffwechsels
Vermehrter Eiweißzerfall	Geringerer Eiweißzerfall
Anstieg des Blutzuckers	Abfall des Blutzuckers
Abfall des Blutcholesterins	Anstieg des Blutcholesterins

Bei Phase 1, die der Stellung A des von ihm konstruierten Schemas entsprechen soll, treten sympathicotonische Erscheinungen in den Vordergrund, bei Phase B vagotonische. Die Phase 1 entspricht bei den meisten Reaktionen dem, was von meinen Mitarbeitern und mir schon vor langem unter dem Begriff der *Leistungssteigerung*, optimale Dosierung vorausgesetzt, zusammengefaßt wurde. Zu Phase 1 würde vor allem auch der für den Heilungsprozeß besonders erwünschte Anstieg der Antikörperbildung bei bereits spezifisch eingestellten Individuen mit einzurechnen sein, außerdem noch eine große Reihe von Erscheinungen, die im einzelnen nach Injektion, z. B. von Proteinen, messend zu verfolgen sind. Daß diese in den meisten Fällen als Vermehrung der Abwehreinrichtungen zu kennzeichnenden Reaktionen wieder abklingen, daß wir also nach dem Fieberanstieg einen Fieberabfall später sehen, ist selbstverständlich und es ist zweifellos gesucht, aus diesem Abfall und aus der Rückkehr zu dem früheren Zustand eine Phase 2 konstruieren zu wollen.

Es ist hier der Ort, wieder einmal auf den wesentlichen Unterschied zwischen spezifischer und unspezifischer Beeinflussung des Organismus hinzuweisen: Bei spezifischer Beeinflussung, z. B. durch bestimmte Hormone, wie bei Verwendung von Adrenalin, sind eine sympathicuserregende Wirkung und die mit dieser Erregung verknüpften Reaktionen ohne weiteres festzustellen, bei unspezifischtherapeutischen Beeinflussungen ist der jeweilige Zustand des Individuums und des Erfolgsorganes von ausschlaggebender Bedeutung, so daß eine bestimmte Formulierung und Schematisierung nur mit großen Einschränkungen Berechtigung hat.

Physikalische Veränderungen durch unspezifisch-therapeutische Eingriffe.

Am DOERRschen Institute fand W. BERGER nach Eiweißinjektionen einen gesetzmäßigen Verlauf der Proteinänderungen im Blute: durch vermehrte Abgabe von Zelleiweißen an das Blut war der Proteingehalt darin vermehrt. Man kann deutlich 3 Phasen unterscheiden:

1. Phase: Fibrinogenvermehrung,
2. Phase: Vermehrung des Globulins,
3. Phase: absolute und relative Albuminvermehrung.

Im übrigen stellen R. DOERR und W. BERGER ähnliche Verschiebungen auch bei immunbiologischen Vorgängen und bei den verschiedensten Infektionen fest. Nach Ansicht der Autoren handelt es sich um ein *elementares Reaktionsgesetz der Zellpathologie.* Danach ist eine große Reihe von pathologischen Vorgängen in der Zelle mit einer Verschiebung des Eiweißbestandes nach der *Globulinseite* verbunden. Diese Änderung äußert sich sekundär in den Körperflüssigkeiten.

Wesentlich nach dieser Richtung sind die Versuche von E. und H. LÖHR. Die Autoren fanden nach Eiweißinjektionen eine erhebliche Zunahme der Globuline des Plasmas. Nach ihnen ist diese Gesetzmäßigkeit der humoralen Veränderungen am ausgesprochensten nach sterilen operativen Eingriffen, und zwar deshalb, weil der Reiz unter diesen Bedingungen einen sonst gesunden Körper trifft, bei dem die Reaktionsfähigkeit der Zellen eine maximale ist. Wir haben es also hier primär mit *cellulären* Vorgängen zu tun. Schon im Jahre 1903 fand übrigens MOLL nach subcutaner Eiweißinjektion bei Kaninchen eine Vermehrung des Fibrinogens im Plasma um das Doppelte der Normalwerte.

Auch A. SCHITTENHELM betont, daß der Hauptangriffspunkt bei derartigen Veränderungen die Zelle selbst ist und daß die WEICHARDTsche Auffassung von der omnicellulären Wirkung zu Recht besteht. Die physikalischen Veränderungen in der Struktur der Körpersäfte sind sekundärer Natur.

HANS SACHS und v. OETTINGEN fanden nach Eiweißinjektionen eine vermehrte Labilität der Plasmakörper. Die Autoren stellten diese durch verschiedene Methoden fest, z. B. durch Temperaturen des Wasserbades von 45^0 C, durch Zufügen von gesättigter Natriumchloridlösung, ferner durch Zufügen einer halbgesättigten Ammoniumsulfatlösung und durch andere Mittel. Ferner verfolgten sie die innere Reibung. Ähnliche Labilitätssteigerungen fanden die Autoren auch bei Prozessen, die mit Gewebszerfall verbunden sind (Schwangerschaft, bösartige Geschwülste, Infektionskrankheiten). Nach SACHS kann die Zustandsfremdheit einen Reiz für den Organismus bedeuten, der auch „omnicellulär" sein und eine „Protoplasmaaktivierung" darstellen kann. Hierdurch ist ein starkes Stimulans für die Zelltätigkeit gegeben. Aktivierende Spaltprodukte können sowohl unmittelbar mit dem unspezifischen Präparat in den Organismus eingeführt werden als auch sekundär im Körper entstehen. Diese Abbauprodukte können im Sinne physiko-chemischer Veränderungen wirksam sein.

E. und H. LÖHR wiesen auch eine *Senkungsbeschleunigung* der roten Blutkörperchen und eine Vermehrung der inneren Reibung durch Plasma und Serum nach Injektion von Eiweiß nach. Sie maßen refraktometrisch die Fibrinogenquote und fanden eine Verschiebung der Bluteiweißkörper nach der grob dispersen Seite.

VORSCHÜTZ fand, daß nach Eiweißinjektionen der Eiweißgehalt der Blutkörperchen eine gesetzmäßige Verschiebung erfährt. Nach ihm kommen die Blutzellen durch derartige Reize aus ihrem dynamischen Gleichgewicht heraus, das sie dann wieder anstreben.

Auch die Capillarwirkung der Eiweißinjektionen ist von verschiedenen Seiten untersucht worden (LUITHLEN, STARKENSTEIN, VON DEN VELDEN, RUDOLF SCHMIDT, SIEGERT u. a.). LUITHLEN spritzte Ringerlösung intraperitoneal bei Kaninchen, später Natriumjodid oder Natriumferrocyanid intravenös; sodann wurde die Schnelligkeit, mit der diese Stoffe in die Flüssigkeit des Peritoneums traten, untersucht. Nach LUITHLEN setzen Kolloide die Durchtrittsschnelligkeit herab, Krystalloide erhöhen sie. STARKENSTEIN prüfte die Durchlässigkeit der Gefäße des Auges nach Einspritzung von Natriumfluorescin. Er verglich die Färbung unter normalen Verhältnissen und nach Einspritzung der verschiedensten unspezifischen Mittel. Im allgemeinen ist zu sagen, daß Plasma, Gelatine und andere parenteral einverleibte Proteine, die Durchlässigkeit der Capillaren vermindern und deshalb „entzündungshemmend" wirken. Nach Einspritzung hochprozentiger Zuckerlösung setzte eine starke Blutdrucksenkung durch den N- und salzarmen Wasserstrom aus den Geweben ein. Es tritt dadurch eine erhebliche lymphstromfördernde Wirkung ein, die die Aufsaugung anregt.

So sah G. SCHOLZ bei frischen, mit Exsudat einhergehenden Entzündungen der Haut günstige Wirkung durch intravenöse Einverleibung von 20—25%iger Traubenzuckerlösung. Er schreibt dem Flüssigkeitsstrome, der sich von den Geweben nach den Gefäßen zu einstellt, die günstige Wirkung zu. Diese therapeutischen Bestrebungen sind unter dem Namen „Osmotherapie" (STEJSKAL) zusammengefaßt worden. Nach Ansicht der Autoren kommt die Aktivierung durch Proteine erst in zweiter Linie in Frage. Hier sei auf die Ansicht von HÖBER hingewiesen, daß sich schon mit dem Wechsel des *Funktionszustandes* auch der *Permeabilitätszustand* der Zellgrenzschichten ändert. Den experimentellen Beweis, daß bei Reizung eine kolloidchemische Veränderung der Grenzschichten der *Muskeln* stattfindet, die sich in einer *Permeabilitätssteigerung* äußert, führte EMBDEN. Es kann dann starker Austritt von Phosphorsäure und Milchsäure nachgewiesen werden und ein leichter Eintritt von Rohrzucker und Calcium in die Fibrillen. Nach A. SCHITTENHELM hängt mit der lymphagogen Wirkung eine vermehrte osmotische Strömung zusammen. Hierdurch wird auch die häufig beobachtete Steigerung der *Diurese* erklärt.

Hier ist auch der Ort, einiges über die Lichtwirkung als unspezifisch-therapeutisches Mittel anzuführen. Es liegt eine große Reihe von Spezialuntersuchungen über Lichtwirkungen vor. Auf Einzelheiten kann im Rahmen dieser Zusammenfassung nicht eingegangen werden und es sei auf die Handbücher der Bestrahlungstherapie hingewiesen.

Auch hier spielt die Annahme, daß sekundär im Körper Spaltprodukte entstehen, worauf die mannigfachsten Wirkungen zurückzuführen sind, eine wichtige Rolle. Über die LEWISsche H-Substanz und Behandlung mit Histamin s. S. 40. Wesentlich ist vor allem das Auftreten von leukocytenanlockenden Stoffen nach Bestrahlung. Diese können aus den Zellen nur dann austreten, wenn es zur Stoffwechselsteigerung mit Permeabilitätserhöhung der Zellgrenzschichten kommt.

Licht greift, wie andere Zellreize, direkt in den Lösungszustand der Plasmakolloide der Zellgrenzschichten ein. So tritt an bestrahlten Hautstellen, bei mit Neutralrot gefärbten Hautschnitten, der Farbumschlag von Rot in Gelb doppelt so schnell ein, wie bei nicht bestrahlten Stellen. Hierbei findet sich eine Änderung der Reaktion nicht nur innerhalb, sondern auch außerhalb der Epidermiszellen, so daß die Annahme einer Durchlässigkeitsänderung der Zellgrenzschichten nach beiden Richtungen hin, d. h. sowohl von innen nach außen als auch von außen nach innen, berechtigt ist (GANS und SCHLOSSMANN).

Außer durch Anlockung der Leukocyten sind die bei der Bestrahlung wirksamen Stoffe vor allem auch durch ihre *gefäßerweiternde* Wirkung charakterisiert.

Über die Beeinflussung der Bactericidie nach der Bestrahlung liegen verschiedene Angaben vor. Meist ist leider von den Untersuchern nicht berücksichtigt worden, ob ein bereits sensibilisiertes Individuum mit einem schon bestehenden spezifischen Antikörperspiegel vorlag. Hier tritt nach Bestrahlung in optimaler Dosierung, wie auch nach anderen unspezifischen Reizen, eine Erhöhung *spezifischer* Antikörper auf, während bei Bestrahlung normaler noch nicht vorbehandelter Individuen das Auftreten bactericider Substanzen nach dem unspezifischen Eingriff vermißt wird.

Nicht nur auf Körperorgane, sondern auch auf Infektionserreger können unspezifische Reize leistungssteigernd wirken.

Von den meisten Autoren wird berichtet, daß mit optimal dosierten unspezifisch-therapeutischen Maßnahmen, z. B. Eiweißinjektionen, bei chronischen Infektionen gute Erfolge zu erzielen sind, daß es aber bei akuten Infektionen viel schwieriger ist, die Abwehreinrichtungen des Organismus gegen den Infektionsprozeß zu steigern. Scheint doch in manchen Fällen umgekehrt eine Aktivierung der Erreger durch unspezifisch-therapeutische Maßnahmen einzutreten, so daß der Infektionsprozeß gefördert wird. Diese Gefahr ist vorhanden, wenn die die Abwehreinrichtungen aktivierenden optimalen Dosen überschritten werden. Oben wurde in dem Kapitel über Metalltherapie auf die Befunde von WALBUM hingewiesen, der ebenfalls fand, daß die Aktivierung der Körperzellen bei geringerer Dosis liegt als die der Erreger. Bei eigenen Versuchen an mit Pneumokokken infizierten Mäusen gingen die mit Proteinen behandelten Tiere meist eher zugrunde als die unbehandelten. Es war also eher eine Förderung des Infektionsprozesses statt einer Heilwirkung festzustellen. Wir haben deshalb die Aktivierung von Parasiten durch Extrakte aus Organen gesondert studiert. Bei einem derartigen Studium an Mikroorganismen und einzelligen Gebilden ist von Vorteil, daß meist leichter zu überblickende Verhältnisse vorliegen als bei den Aktivierungen im Organismus des Warmblüters.

Versuche, mit Extrakten aus tierischem und pflanzlichem Material das Wachstum von Kleinlebewesen zu beschleunigen, sind, wie aus der Literatur ersichtlich, schon seit sehr langer Zeit angestellt worden. Sie gehen zurück bis auf das sog. Bios von WILDIERS.

WILDIERS fand es in Liebigs Fleischextrakt, in Handelspeptonen, in Abkochungen von Gerste, in Most. Sein Bios war eine organische Substanz, die in 80%igem Alkohol löslich und gegen Säure, weniger gegen Lauge, resistent war. Mit Bleiacetat war es nicht fällbar, es dialysierte durch Pergament. Die Wirkung seiner Präparate maß WILDIERS am Wachstum der Hefe; der Autor maß die Kohlensäureproduktion.

Spätere Arbeiten über Wuchsstoffe liegen in großer Zahl vor. Von den neueren muß man verlangen, daß sie sowohl nach der chemischen, als nach der bakteriologischen Seite vollkommen und nachprüfbar sind, d. h. die Autoren müssen mit vollständigen Reinkulturen arbeiten und ihre das Wachstum und die verschiedenen Stoffwechselfunktionen anregenden Produkte müssen chemisch mindestens so weit charakterisiert sein, daß eine einwandfreie Nachprüfung möglich ist. Leider ist das bei vielen Versuchen, die sich in der Literatur finden, nicht der Fall.

Ein sehr wirksames Bios erhält neuerdings KÖGL aus Eiern. Nach ihm ist die SE = Sacheromyces-Einheit jene Biosmenge, durch die in 5 Stunden ein Hefezuwachs von 100% hervorgerufen wird, wenn sie auf 250 γ einwirkt, die in 2 ccm Glykosemineralsalznährlösung bei 30⁰ wachsen. Das Wachstum wird mit dem Extinktiometer von Moll durch Teilungsmessung festgestellt. Einen Faktor I dieses Bios konnte KÖGL mit Meso-Inosit aufwerten, also die Wachstumskurve heben, das ist auch durch das steroisomere Scylitt möglich. Allein sind diese Inosite ohne Einfluß auf das Wachstum.

Zu einem exakten Studium der Aktivierung von Mikroorganismen ist es nötig, chemisch definierbare Nährmittel zu benützen.

Legt man dem Studium die Keimvermehrung zugrunde, so kann von Wuchsstoffen gesprochen werden. Bei entsprechender Versuchsanordnung ist jedoch leicht zu zeigen, daß auch nach anderer Richtung die Fermentfunktionen angeregt werden und daß diese Anregungen durchaus nicht gleichsinnig zu verlaufen pflegen. Man sollte deshalb nach E. ABDERHALDEN von Wuchsstoffen, Atmungsstoffen usw. sprechen. Was das Studium von Infektionserregern anbetrifft, so ist besonders bei Bacillen, die wasserlösliche Gifte produzieren, leicht zu zeigen, daß die Vermehrung häufig durchaus anders als die Giftwirkung gesteigert oder gehemmt wird[1].

Prüft man Extrakte aus dem Tier oder der Pflanze auf ihre aktivierende Wirkung, so liegen, selbst wenn diese bis zur Biuretfreiheit gereinigt sind, natürlich noch Gemische vor, die wir jedoch im Hinblick auf die bei der Proteintherapie verwendeten Präparate zunächst als Ganzes betrachten.

Die N-haltigen Spaltprodukte aus tierischen und pflanzlichen Organen wirken meist bei optimaler Verteilung im System in kleinen Dosen anregend, während sie in großen lähmen. Es muß die Möglichkeit des Vorhandenseins lähmender Sondergruppen, deren Wirkung in kleiner Dosis überhaupt nicht in Erscheinung tritt, zugegeben werden.

Wir fanden, daß gerade Infektionserreger, die dem Körper vollkommen angepaßt sind, in ihrem Verhalten wachstumsfördernden Stoffen gegenüber große Ähnlichkeit mit Körperzellen selbst haben. Anders Saprophyten, die in bezug auf ihr Wachstum und ihre Vermehrung gewöhnlich viel weniger weitgehende Ansprüche stellen.

Als Testobjekte wurden von uns zuerst Streptokokken, die frisch aus dem Körper gezüchtet waren, herangezogen. Die Wuchsstoffe wurden aus dem Tierkörper auf folgende Weise gewonnen:

Kaninchen wurden steril aus der Carotis entblutet. Nach Entfernung der Eingeweide wurde die Bauchhöhle mit toluoldurchtränkter Watte ausgelegt und das Tier nach Einwickeln in steriles Papier 24 Stunden bei 37⁰ der sterilen Autolyse unterworfen, darauf fein gehackt und mit der dreifachen Menge Alkohol (96%) am Rückflußkühler bis zum Sieden des Alkohols erhitzt und 20 Minuten im Sieden gehalten. Die Extraktionsflüssigkeit wurde heiß abfiltriert und im Trockenapparat bei niederer Temperatur zur Trockne eingedunstet, der Rückstand mit Wasser aufgenommen und zentrifugiert. Das sich an der Oberfläche ansammelnde Fett wurde abgeschöpft, die untenstehende Flüssigkeit durch ein Filter geschickt, dann mit

---

[1] Übrigens ist bereits früher in dieser Monographie in anderem Zusammenhange betont worden, daß die verschiedenen Fermentfunktionen der Zelle durch unspezifischtherapeutische Reize nicht gleichsinnig beeinflußt werden. Man kann Dosierungen finden, durch die die einen angeregt, die anderen gelähmt werden.

NaOH bis zur schwach lackmusalkalischen Reaktion versetzt und wieder im Trockenapparat bei 40—50⁰ zur Trockne eingedunstet.

Analysenresultate. Aschengehalt 20,8%, Phosphor, organisch gebunden 0,84%, anorganisch gebunden 0,17%. Die Asche war in Wasser leicht und vollständig löslich. Reaktion alkalisch. Qualitativ wurden nachgewiesen Na, Cl, PO_4. Im Trockenschrank bei 110⁰ trat ein Gewichtsverlust von 20,2% ein. N-Gehalt schwankte zwischen 9 und 9,7%. Bei einiger Technik gelingt es, die Konstanz desselben innerhalb der Fehlergrenzen zu wahren. Biuretreaktion: negativ. Xanthoproteinreaktion: negativ. MILLONsche Reaktion: ganz schwach positiv. Die Flüssigkeit war farblos, nur der entstandene Niederschlag zart rosa. Da die Reaktion von allen Benzolderivaten gegeben wird, die ein H durch OH ersetzt haben, so ist der schwach positive Ausfall verständlich. Schwefelbleireaktion: negativ, Ninhydrinreaktion: schwach positiv. Aufkochen der filtrierten Nährlösung ruft keine Trübung hervor. Mit $FeCl_3$ keine Fällung. Mit gesättigter Ammonsulfatlösung nur Spuren von Trübung. Mit gesättigter Kochsalzlösung und Salpetersäure keine Fällung. Mit Phosphorwolframsäure: Fällung. Mittels Pepsin oder Pankreatin konnte kein Abbau gefunden werden. Kohlehydrat mittels der TROMMERschen Probe nicht nachweisbar. Mittels Chloroform und Äther keine Extraktionsprodukte.

Diese Extrakte wurden in verschiedenen Verdünnungen zu einer chemisch definierbaren Lösung getan, die die Salze der Tyrodelösung, Glycerin als Kohlehydrat- und Natrium asparaginicum als Stickstoffquelle enthielt[1]. Wir impften die Parasiten, deren Beeinflussung wir durch unsere Produkte studieren wollten, in ganz gleicher Menge sowohl in die Kontrollröhrchen, die *nur* die chemisch überblickbare Nährlösung enthielten, als auch in die Teströhrchen, in denen die das Parasitenwachstum fördernden Organextrakte mit diesen Nährlösungen vorhanden waren. Wir ließen dann mehrere Stunden lang bei 37⁰ C wachsen. In dieser Zeit fand eine ausgesprochene Wirkung auf das Bakterienwachstum statt. Die nach der Wachstumsperiode vorhandene Bakterienzahl wurde durch Zählplatten festgestellt. Man erhielt so einen quantitativen Ausdruck der Beeinflussung des Wachstums bestimmter Mikroorganismen unter sonst gleichen Bedingungen. Eine ausführliche Zusammenfassung dieser Versuche findet sich in den „Methoden der Erforschung unspezifischer Beeinflussungen"[2] und in „Unspezifische Immunisierung"[3].

Aus den dort wiedergegebenen Tabellen geht hervor, daß durch Autolyse Wuchsstoffe in Körperorganen angereichert werden, ebenso wenn man verdünnte Milchsäure zufügt.

Da Autolysen und Säuerungen zu pathologischen, ja sogar physiologischen Vorgängen Beziehung haben, so ist gesteigertes Bakterienwachstum bei derartigen Veränderungen im Körper verständlich. Ich habe an verschiedenen Orten im Zusammenhange hiermit auf die bekannte Tatsache hingewiesen, daß

---

[1] Angesichts der geringen Mengen, unter denen die wirksamen Substanzen unter Umständen wirken, muß auf die Reinheit dieser Nährstoffe besonders geachtet werden, auch geringgradige Verunreinigungen können schon zu Täuschungen führen. Die exakteste Versuchsanordnung zum Studium aktivierender Substanzen ist die, Keime zu benutzen, die in einer Kontrollflüssigkeit mit der verwendeten calorisch genügenden Nährlösung allein kein Wachstum zeigen. Erst nach Zugabe des Fördermittels darf ein solches eintreten.

[2] Handbuch der biologischen Arbeitsmethoden von E. ABDERHALDEN, Abt. XIII, Teil 2, S. 665.

[3] Handbuch der pathog. Mikroorganismen von KOLLE-KRAUS-UHLENHUTH, Bd. 1, S. 1174, 1929.

manche Erreger eigene Giftkomponenten sezernieren, die ausgesprochen nekrotisierende, das Körpergewebe zerstörende Wirkung haben. Es stehen also diesen Keimen zu Beginn ihres Wachstums Spaltprodukte der verschiedensten Art zur Verfügung.

Ferner wurden Versuche angestellt, aus denen die Abhängigkeit des Wachstums von dem Gehalte der Kulturflüssigkeit an Auszugsstoffen hervorgeht. Bei vielen Extrakten ist ein deutliches Optimum der Wachstumswirkung bei einer bestimmten mittleren Konzentration festzustellen.

Diese Versuche haben ein ähnliches Resultat, wie es KLIGLER in Amerika mit anderer Versuchstechnik hatte. Auch KLIGLER konnte zeigen, daß eine Abhängigkeit der Keimzahl von der *Menge* der zugesetzten Wuchsstoffe besteht. Diese Abhängigkeit regt zu Vergleichen im Tierkörper an. Auch hier sehen wir vielfach, daß bei nekrotischen Partien im Zentrum, da, wo Eiweißspaltprodukte in großer Menge vorhanden zu sein pflegen, fast keine Infektionserreger sich befinden, daß hingegen an den Randpartien, an denen Wuchsstoffe in optimaler Verdünnung sich zu befinden pflegen, die eigentlichen Wucherungszonen der infizierenden Erreger liegen.

Wir haben auch mit dem Testobjekte der Streptokokken versucht, durch die erwähnten Auszüge Beeinflusssungen verschiedener Fermentfunktionen zu studieren. Wir fanden Proben mit verhältnismäßig geringen Streptokokkenzahlen und erhebliche Säurebildung. Der Schluß lag nahe, daß die Zuckerzersetzung unter den gewählten Versuchsbedingungen stärker angeregt worden ist als die Vermehrung der Keime.

Die oben erwähnten Auszüge wurden zwar, um eine exakte Wiederholung und Nachprüfung zu ermöglichen, stets nach der beschriebenen Technik hergestellt. Wir haben aber niemals den Schluß daraus gezogen, daß wir nun einen bestimmten spezifischen Wuchsstoff in der Hand hätten. Schon die Tatsache, daß diese Auszüge eine bestimmte optimale Konzentration besitzen, läßt diesen Schluß nicht zu. Ferner kann man zeigen, daß auch Auszüge, die nicht von Körpersubstanzen gewonnen sind, ebenfalls wachstumsfördernde Wirkungen zeigen. Wir haben die Wirkung von Auszügen aus FRIEDLÄNDER-Kulturen auf Streptokokkenwachstum studiert.

Diese Versuche weisen darauf hin, daß auch bei der bekannten Förderung eines Bacillus durch einen anderen die symbiotische Wachstumsanregung auf die Produktion von Wuchsstoffen aus den Kulturen zurückzuführen sein dürfte.

Meine jetzige Anschauung über das Zustandekommen derartiger Wachstumsresultate ist auf S. 13 erwähnt. Sie sei hier nochmals kurz wiedergegeben: bei einzelligen Gebilden, die dem Körper angehören oder Infektionserregern, die den Körperzellen stark angepaßt sind, sind für deren ungehinderte Vermehrung und den Stoffwechsel außerordentlich viele Gruppen erforderlich. Diese sind in Nährmedien, die aus einfachen Bausteinen zusammengesetzt sind, nicht vorhanden. Es sind deshalb für eine optimale Vermehrung und für einen optimalen Stoffwechsel Extrakte aus Geweben, wenn sie auch nur in geringen Mengen vorhanden sind, unbedingtes Erfordernis, weil sonst offenbar gewisse Fermentleistungen nicht vollständig zustande kommen. Die Annahme eines spezifischen Wuchsstoffes konnte experimentell bei diesen Versuchen nicht bewiesen werden.

D. Lloyd veröffentlichte im Jahre 1916 Anschauungen, die Ähnlichkeit mit der früher von mir entwickelten Theorie der „Protoplasmaaktivierung" besitzen. Die Ursache der Beschleunigung des Wachstums von Mikroorganismen durch körpereigene Spaltprodukte ist nach Lloyd in einer Reaktionsbeschleunigung des proteolytischen Stoffwechsels zu suchen. Ferner sind in einer Reihe von amerikanischen Arbeiten der letzten Jahre ähnliche Auffassungen zu finden. Es seien hier die Namen von S. W. Cole und H. Onslow, M. H. Gordon, T. G. M. Hine und W. Flack, C. Shearer, J. Kligler, I. H. Mueller, C. E. Jenkins, A. Agulhon und R. Legroux genannt, deren Hauptarbeiten im Literaturverzeichnis angeführt sind.

Wie wir sehen werden, findet diese Auffassung durch die neueren Studien Carrels an Gewebskulturen, die sich ausgezeichnet für das Studium derartiger Fragen eignen, eine weitgehende Bestätigung.

Auch Carrel legte sich die Frage vor, ob sich im Embryonalsafte ein für die Zellteilung spezifisches Hormon befindet. Er hatte mit seiner Züchtungstechnik gesehen, daß besonders Embryonalsaft ein gutes Nährmedium für sich vermehrende Zellen darstellt. Carrel und Baker kommen zu dem Resultat, daß niedermolekulare Spaltprodukte keine rasche Zellproliferation herbeiführen. Sie können höchstens in geringer Weise als Nährmittel benutzt werden. Anders die höhermolekularen Spaltprodukte, die Proteosen. Sie vermehren die Masse des Gewebes, wenn es nach der Carrelschen Technik in reiner Kultur vorhanden ist. Mischungen von Aminosäuren sind hierzu nicht imstande. Die höhermolekularen Proteinfragmente der Proteinmoleküle können also, wie Carrel-Baker zeigten, von den Gewebszellen als Nährmittel gebraucht werden. Die Verfasser stellten die Hypothese auf, daß ein Enzym, das in dem Gewebssaft ist, bei Gegenwart lebender Zellen wirksam (aktiviert) wird.

Wie man durch Bestimmung des Aminostickstoffes zeigen kann, tritt bei Körpertemperatur bei einer Wasserstoffionenkonzentration von 6,2 eine gewisse Hydrolyse des Gewebssaftes ein. Bei 7,6—9,0 findet keine Hydrolyse statt. Die Enzyme des Gewebssaftes haben dann keine Wirksamkeit. Der Wasserstoffionengehalt in der Nähe des Gewebes ist geändert. Rous hatte schon beobachtet, daß Gewebe, das in einem lackmushaltigen Medium wuchs, von einem rosaroten Hof umgeben war. Man kann also durch Zufügen von Indikatoren zeigen, daß eine beträchtliche Säureproduktion in den Geweben Platz greift, während das Nährmaterial im ganzen alkalisch bleibt. Ein p_H-Gehalt von wenigstens 6,0, der sich an der Zelloberfläche befindet, genügt wahrscheinlich schon, um die Enzyme, die in den Gewebssäften sind, instand zu setzen, Proteine in Proteosen zu verwandeln, so daß sie durch das Gewebe benutzt werden können. Serum fördert das Wachstum nach Carrel-Baker dagegen nicht. Das kann daran liegen, daß die Lipoide des Serums antiproteolytisch und wachstumshemmend sind oder aber auch, daß die Serumproteine nicht von den Zellenzymen angegriffen werden können.

Für ein spezifisches Wachstumshormon, das neben den reinen Substanzen für die Zellteilung in Frage kommt, konnten durch die Fraktionierung des Embryonalsaftes keine Anhaltspunkte gewonnen werden. Die Wachstumssubstanzen konnten aus den allerverschiedensten Proteinen hergestellt werden. Es entbehrt daher die Annahme eines spezifischen Hormons für die Zellteilung der Berechtigung. Es gelang Carrel, durch partielle peptische Verdauung von reinem, mehrfach umkrystallisiertem Eiereiweiß mit einem bestimmten Aminostickstoffgehalt, wachstumsfördernde Substanzen für Fibroblasten zu gewinnen. Die Verhältniszahl des Gesamtstickstoffes zum Aminostickstoff war in diesen Versuchen 4,7. Diese wachstumsfördernden Substanzen waren ebenso wirksam wie die Spaltprodukte unreiner Proteine. Es sind also nicht die begleitenden verunreinigenden Substanzen, sondern reine höhermolekulare Eiweißspaltprodukte, die als Wuchsstoffe in Frage kommen.

In einer zweiten Arbeit aus dem Jahre 1928 ist die Fortsetzung dieser Studien mit Hydrolyseprodukten aus reinen Proteinen, krystallisiertem reinem Eieralbumin, krystallisiertem Edestin und gereinigtem Fibrin beschrieben. Diese Spaltprodukte erwiesen sich wiederum als geeignet für Fibroblastenwachstum. Auch wenn man die Proteine vor der Spaltung denaturierte, wurden die nutritiven Eigenschaften der Spaltprodukte nicht geändert. Allerdings befinden sich im frischen embryonalen Herzen außerdem noch Ergänzungssubstanzen, die den Spaltprodukten der verwendeten reinen Proteine fehlen. Setzten die Autoren Glykokoll und Nucleinsäure zu reinen Spaltprodukten, so wurde die nutritive Fähigkeit des Gemisches für das Wachstum der Sarkomfibroblasten geeigneter und die Länge des Lebens der Gewebe nahm zu. Pflanzliches sowohl wie tierisches Protein gewährleisten Produkte, die die Vermehrung der Fibroblasten förderten.

Wie man sieht, stimmen diese Anschauungen außerordentlich gut mit den von mir und meinen Mitarbeitern an ganz andersartigem Material gewonnenen experimentellen Befunden überein. Auch wir kamen ja zu einer vollständigen Ablehnung einer *spezifischen* Hormontheorie. Wir zeigten, daß nicht bestimmte spezifische Wachstumsstoffe vorhanden sind, sondern daß höhermolekulare Eiweißspaltprodukte der verschiedensten Herkunft die Vermehrung und das Wachstum von einfachen lebenden Gebilden, z. B. von Bakterien, fördern können. Bei Mikroorganismen, die als *Parasiten* dem Körper vollkommen angepaßt sind, sind die weniger hochmolekularen Eiweißspaltprodukte nicht imstande, das Wachstum dauernd aufrechtzuerhalten. Es scheint, als wenn erst die höhermolekularen Substanzen über die hierzu notwendige Vielheit von Spaltprodukten verfügen.

Gegen die Spezifität der aus dem tierischen und pflanzlichen Gewebe gewonnenen Spaltprodukte spricht der Umstand, daß sie bei richtiger Einstellung auf die verschiedenartigsten Parasiten im Sinne der Leistungssteigerung wirken können. Diese Tatsache geht aus den Arbeiten von LLOYD, AGULHON, LEGROUX, MESNARD, WEICHARDT und Mitarbeiter hervor. Eine Einteilung nach den verschiedenen Infektionserregern ist deshalb nicht durchführbar. Man wird allerdings zum Studium zweckmäßig verschiedene Parasiten heranziehen, um die Anregung oder Hemmung dieser oder jener Teilfunktionen zu studieren, genau so wie zu diesen Studien die Anregung oder Hemmung verschiedener Organsysteme messend verfolgt werden muß.

BESREDKA glaubte, in Brühekulturen bestimmter Krankheitserreger ungiftige, hitzebeständige Substanzen gefunden zu haben, die in vitro und in vivo in *spezifischer* Weise auf bestimmte Bakterien entwicklungshemmend wirken und die nach klinischen Berichten therapeutisch, besonders lokal, mit Erfolg verwendet worden sind (Antivirus). Die Spezifität dieser Substanzen ist von einer Reihe von Autoren in Zweifel gezogen worden. Ich fand schon vor Jahren, daß die Hemmung des Wachstums von Streptokokken in Brühekulturen nicht auf die

Säuerung zurückzuführen ist, sondern auf das Auftreten von Spaltprodukten, die in stärkerer Konzentration entwicklungshemmend wirken[1]. Diese sind durchaus nicht für eine bestimmte Bakterienart spezifisch; in geringen Konzentrationen regen diese Spaltprodukte an. Falls quantitativ gearbeitet wird und gut zu überblickende Versuchsbedingungen eingehalten werden, hat man es, wie wir experimentell beweisen konnten, in der Hand, die anregenden oder die lähmenden Wirkungen derartiger Filtrate in Erscheinung treten zu lassen.

Eine Spezifität der Filtrate wird leicht dadurch vorgetäuscht, daß Mikroben die für sie ausnutzbaren Nährstoffe in einer Kulturbrühe aufbrauchen, so daß neue Einsaaten nicht angehen, die Einsaaten anderer Mikroorganismen dagegen zum Wachstum kommen.

Die berichteten klinischen Erfolge mit dem BESREDKAschen Antivirus bei lokaler Anwendung auf Haut und Schleimhäuten kommen zustande, wenn eine Konzentration verwendet wird, die für Körperzellen anregend, für die Erreger lähmend wirkt. Die Verwendung derartiger Kulturfiltrate zu therapeutischen Zwecken ist meines Erachtens als unspezifisch-therapeutische Maßnahme anzusehen[2].

Daß auch die D'HERELLEschen Bakteriophagen, die nach meinem Dafürhalten isolierte Mikroorganismenteilchen mit ausgesprochener Fermentwirkung sind, den vielfach beschriebenen Reizgesetzen unterworfen sind, geht aus neueren Beschreibungen von KNORR und RUF hervor. Diese Autoren ließen rasche Elektronen auf Bakteriophagen wirken und fanden, daß der Kern eines Elektronenfeldes diese vernichtet. Im Streukreis dagegen sieht man eine *Verstärkung* der Phagwirkung. Die der Veröffentlichung beigegebenen Bilder illustrieren ausgezeichnet verschieden dosierte Reizwirkungen auf die fermentativen Leistungen der Phagteilchen, die sich bei starker Dosis als Lähmung, bei optimaler als Aktivierung äußert.

Daß eine Aktivierung der Krankheitserreger im Körper durch verschiedene Einflüsse nachgewiesen werden kann, zeigt SCHLESINGER: er fand, daß bei chronischen Malariafällen, bei denen das Blut frei von Plasmodien war oder bloß Gameten enthielt, aktive Formen im Blute nach Einverleibung frischer Hefe oder Nucleinsäure auftreten. SCHLESINGER glaubte deshalb, daß es besser wäre, von einer „Aktivierung" der Malaria zu sprechen statt von einer „Provokation". Es war — wie SCHLESINGER hervorhebt — früher schon bekannt, daß nach verschiedenartigen Einflüssen, z. B. nach Genuß nicht ausgegorener Biere derartige Aktivierungen, die Anfälle zur Folge hatten, vorkamen. SCHLESINGER richtet auf Grund seiner Versuche die Therapie so ein, daß er, zunächst mit Hefepräparaten, die Plasmodien aktiviert, so daß sie im Blute erscheinen, am anderen Tage verabreicht er Chinin.

---

[1] Der Beweis wurde so geführt, daß das Wachstum von Stämmen des Streptococcus longus, die die Bouillon beim Wachstum nicht trüben, in Polarisationsröhren verfolgt wurde, die von einem Wassermantel von 37 ⁰ umgeben waren. Die Drehung änderte sich entsprechend der Zuckerzersetzung, die beim Wachstum der Streptokokken vor sich geht. Es findet kein Wachstum mehr statt, wenn die Drehung konstant bleibt.

Wir fanden kein Wachstum in älteren Kulturen, auch wenn man die gebildete Säure unter aseptischen Kautelen neutralisiert hatte.

[2] WEICHARDT, W.: Über das sog. Antivirus von BESREDKA. Dtsch. med. Wschr. **1927, 1333.**

Zusammenfassend läßt sich sagen, daß beim Wachstum der Erreger von Infektionskrankheiten meist eine Vielheit von sog. Wuchsstoffen in Frage kommt, die unter Umständen in minimalen Mengen wirksam sind. Trotz dieser Schwierigkeiten werden wir die chemische Differenzierung der verschiedenen Wuchsstoffe versuchen müssen. WINTERSTEIN weist in den WEICHARDTschen Ergebnissen, Bd. 14, S. 436 mit Recht darauf hin, daß schon jetzt die Erfahrungen, die in den letzten Jahren auf dem Gebiete des Vitamin-B-Komplexes vorliegen, herangezogen werden können. Was den am Eingange des Kapitels erwähnten Begriff des Bios anbetrifft, so sei hier am Schlusse auf die neuesten Arbeiten von H. EULER und H. LARSON hingewiesen. Diese stellten eine gegen Alkali, gegen Hitze und gegen Oxydationsmittel sehr beständige Substanz, den Faktor Z her, der dem Bios 2 von LUKAS und dem Zellvermehrungsfaktor von NIELSEN und HARTELIUS entsprechen dürfte. Der Z-Faktor löst bei Hefe Gärungsbeschleunigung durch Neubildung innerhalb der Zellen aus. In der 2. Phase erfolgt Zellteilung, also Zellvermehrung.

Gesichtspunkte über das Wachstum bösartiger Geschwülste.

Der für pathogene Mikroorganismen direkt zahlenmäßig zu erbringende Nachweis, daß aktivierende Spaltprodukte in bestimmter Konzentration ihre Vermehrung und ihren Stoffwechsel außerordentlich anregen, brachte mich auf die Vorstellung, daß dieselben Gesetze das Wachstum von pathogenen Tumorzellen bestimmen. Ich habe deshalb im Jahre 1918 die Theorie veröffentlicht, daß es sich beim Tumorwachstum um eine intracelluläre Gleichgewichtsstörung in dem Auftreten bzw. der Entfernung aktivierender Spaltprodukte handelt, und zwar infolge geänderten Diffusionsvermögens der peripheren Zellgrenzschichten.

Das Optimum aktivierender Spaltprodukte, die ja, wie wir gesehen haben, als Wuchsstoffe wirken, muß *in* der Zelle zu verstärkter Wucherung führen, während umgekehrt die Aktivierung der umgebenden Zellen des Bindegewebes das Gleichgewicht zu deren Gunsten verschieben, so daß eine Einschränkung des Tumorwachstums die Folge ist. In den Jahren 1918—1922 vertraten vor allem M. OPITZ und A. TEILHABER den Standpunkt, daß das Carcinom durch unspezifisch-therapeutische Maßnahmen günstig zu beeinflussen und vor allem ein recht erheblicher Gewebsschutz zu erzielen sei (Protoplasmaaktivierung WEICHARDTS).

In den folgenden Jahren wurde an einigen speziellen Krebsinstituten die Erforschung des Carcinomwachstums und seiner Beeinflussung vom unspezifisch-therapeutischen Standpunkte aus mit Erfolg in Angriff genommen. Auf der 9. Tagung der deutschen Vereinigung für Mikrobiologie vom 8. bis 10. Juni 1922 in Würzburg fand eine ausgedehnte Diskussion über die bis dahin vorliegenden Ergebnisse der unspezifischen Therapie statt. Ich habe damals die Messung des Wachstums transplantabler Tumoren als geeignet zum Studium der leistungssteigernden Eigenschaften körpereigener aktivierender Spaltprodukte begrüßt. Ich führe nur die Arbeiten derjenigen Autoren, die die Errungenschaften unspezifisch-therapeutischer Forschung bewußt zum Studium der Carcinomentstehung und -Bekämpfung verwendeten, an; denn es ist meines Erachtens unmöglich, gerade hier Prioritätsfragen zu konstruieren. Fast jeder der Forscher auf diesem Gebiete nimmt eine Priorität für sich in Anspruch. Schon in ganz alten Arbeiten von TEILHABER und FICHERA finden sich ähnliche Gedankengänge. Das Wesentliche ist, daß es erst *nach* dem vereinheitlichenden Studium der Vorgänge der unspezifischen Therapie auch der Carcinomforschung möglich war, bestimmte Formulierungen zu schaffen, die früher nur als allgemeine Vermutungen bezeichnet werden können.

Der leider so früh verstorbene C. LEWIN vom Berliner Krebsinstitut verfaßte eine Zusammenfassung des auf diesem Gebiete Erreichten im Jahre 1926 in WEICHARDTs Ergebnissen der Hygiene und führte aus, daß alle Immunitätserscheinungen beim Carcinomwachstum auf die gleiche Grundlage der unspezifischen Leistungssteigerung eines Organismus gebracht werden können, deren Kenntnis den bekannten Untersuchungen auf diesem Gebiete zu verdanken ist. CARL LEWIN stellte selbst Versuche mit den verschiedensten Substanzen an. Er benutzte Caseosan, Yatren-Casein, Silacid (ein kolloidales Siliciumpräparat) und endlich nucleinsaures Natrium. Er ging dabei so vor, daß er in einer Versuchsserie 8 bis 14 Tage vor der Impfung mit Injektion der genannten Mittel begann und dann den Tumor impfte. In einer 2. Versuchsserie impfte er nur den Tumor und injizierte gleichzeitig 1 bis 2 Wochen lang eines der erwähnten unspezifischen Mittel. Es gelang ihm, da er, was für den Erfolg unbedingt nötig ist, die aktivierende Dosis der Abwehrkräfte traf, einen unzweifelhaften Schutz gegen die Tumorbildung herbeizuführen. Die LEWINschen in folgender Tabelle angeführten Versuche sind in den Ergebnissen der Hygiene usw. aus dem Jahre 1926 (Bd. 8), S. 623 veröffentlicht und seien hier wiedergegeben:

I. Versuch: Vorbehandlung mit Caseosan. Tumor F.

Ergebnis: Nach 3 Wochen unter **20** lebenden Versuchstieren **2** Tumoren . 10%
  Unter den Kontrolltieren **17** Tumoren unter **22** Tieren . . . . . . $77^1/_3\%$

II. Versuch: Nachbehandlung mit Caseosan. Tumor F.

Unter 22 lebenden Tieren des Versuchs 5 Tumoren . . . . $22^1/_4\%$
Nach 3 Wochen: Unter 22 lebenden Tieren des Versuchs 5 Tumoren . . $22^3/_4\%$
  Unter 24 lebenden Tieren der Kontrolle 13 Tumoren . 54%

III. Versuch: Vorbehandlung mit Yatrencasein.

Nach 3 Wochen: 18 Versuchstiere mit 4 Tumoren . . . . $23^1/_3\%$
  20 Kontrolltiere mit 12 Tumoren 60%

IV. Versuch: Nachbehandlung mit Yatrencasein.

Nach 3 Wochen: 16 Versuchstiere mit 3 Tumoren . . . . $18^3/_4\%$
  22 Kontrolltiere mit 10 Tumoren . . . . $45{,}5\%$

V. Versuch: Vorbehandlung mit Nucleinsäure (Rattencarcinom).

Nach 4 Wochen: Von 15 Versuchstieren 3 Tumoren . . . . $33^1/_3\%$
  Von 23 Kontrolltieren 19 Tumoren 83%

VI. Versuch: Mäusesarkom. Nachbehandlung.

Nach 3 Wochen: Versuch 19 Tiere, davon 5 Tumoren . . . . $26^1/_3\%$
  Kontrolle 18 Tiere, davon 10 Tumoren . . . . $55{,}5\%$

Von der Tatsache ausgehend, daß bei optimalen Injektionen von Eiweißen der Gesamtstoffwechsel gesteigert wird, versuchte W. WEICHARDT im Jahre 1932/33 mit einem den Stoffwechsel in *spezifischer Weise* erhöhenden Präparate, dem Thyroxin, noch bessere Hemmungsresultate des Carcinomwachstums zu erzielen. Das gelang tatsächlich, wie aus folgender Tabelle[1] hervorgeht. WEICHARDT nahm als Testmaterial den in 100% der Fälle angehenden Carcinomstamm „EHRLICH". Drei Wochen nach der Impfung wurden die Tumoren bei

---

[1] Mitgeteilt am 14. Juni 1933 in einem Vortrag vor dem Verein der Ärzte, Wiesbaden.

den Kontrolltieren und den Versuchstieren entfernt, genau gewogen und die Wachstumsverhältnisse berechnet:

Einfluß von Caseosan und Thyroxin auf das Tumorenwachstum im Vergleich zu dessen Wachstum bei unbehandelten Tieren.

Versuch	Tumor	Art der Behandlung	Durchschnittsgewicht der Tumoren nach Tötung der Tiere	Das Tumorenwachstum der behandelten Tiere ist um wieviel Prozent den Kontrolltieren gegenüber vermindert?
1		—	0,6599	—
		5mal 0,1 ccm Caseosan intravenös bzw. subcutan	0,5623	14,8
2	Adeno-carcinom EHRLICH	—	4,2495	—
		4mal 0,1 ccm Caseosan intravenös bzw. subcutan	3,7247	12,3
		4mal 0,1 ccm Thyroxin intravenös bzw. subcutan	2,4432	42,1
3		—	4,4952	—
		2mal 0,1 bzw. 0,15 ccm Thyroxin intravenös	3,5021	23,8

Nach diesen Versuchen scheint ein gewisser Zusammenhang zwischen Beeinflussung des Stoffwechsels und dem Wachstum der transplantierten Tumoren zu bestehen.

Leider sind diese Beeinflussungen durch unspezifische Mittel, besonders die Versuche mit Thyroxin, das als Mittel, das den Stoffwechsel steigert, verwendet wurde, wie aus der Literatur hervorgeht, falsch gedeutet worden (FISCHER-WASELS). Wir waren nicht der Meinung, eine spezifische Beeinflussung des Tumorwachstums durch ein Hormon gefunden zu haben, etwa eine solche durch das Sekret der Schilddrüse. Wenn es gelang, mit optimalen Injektionsdosen eine Verzögerung des Wachstums der implantierten Geschwülste zu erreichen, so war das meines Erachtens nur möglich durch Reizung der Abwehreinrichtungen des Körpers, zu denen zweifellos auch der Stoffwechsel gehört (s. S. 21 ff).

Alle Imponderabilien der unspezifischen Therapie, auf die in diesem Buche vielfach hingewiesen wurden, bestehen auch hier. Die vielfach sich durchaus widersprechenden Angaben in der Literatur gerade dieses Gebietes sind meines Erachtens darauf zurückzuführen, daß die quantitativen Verhältnisse durchaus schwankende sind. Die optimale Reizdosis für die Abwehreinrichtungen wird auch im Tierversuche derjenige am ehesten treffen, der sein Material genau kennt.

Neuerdings weist auch TEUTSCHLÄNDER darauf hin, daß durch allgemeine Beeinflussung von Versuchstieren, z. B. durch Tuberkulose, aber auch durch unspezifische Reizkörper, das Auftreten von ROUX-Sarkomen verhindert wurde. Stets handelte es sich aber um eine Frage der Dosierung der angewandten Reize, da gleiche Mittel in verschiedener Dosierung das Wachstum bösartiger Geschwülste fördern und auch hemmen.

Was die Frage der Carcinomentstehung durch bestimmte Reizsubstanzen anbetrifft, so scheint mir der jetzt von verschiedenen Seiten geführte Nachweis wichtig, daß derartige Reizstoffe auch im Organismus entstehen können, also letzten Endes wohl der Ausdruck gestörter Stoffwechselvorgänge sind. So führte BÜNGELER den experimentellen Nachweis, daß man mit dem endogen entstehenden Indol ähnliche Wirkungen hervorbringen kann wie mit exogenen Schädigungen, z. B. Teer und Arsen. Es kommen also auch endogen entstehende Wirkstoffe als krebserzeugende Faktoren in Frage.

Sehr interessant sind auch die Versuche und Feststellungen von ROFFO, der durch intensive Ultraviolettbestrahlung Krebs erzeugen konnte. Die eigentliche Ursache dürfte auch bei diesen Tumoren krebserzeugende, sekundär im Körper entstehende Spaltprodukte sein.

Resistenz im Gegensatze zu Immunität.

W. WEICHARDT betonte, daß der Zelle die weitaus wesentlichste Funktion bei der Abwehr akuter Infektionen zukommt. Nach diesem Autor antwortet die Zelle bei jeder Störung im kolloidalen Gleichgewicht mit einer Steigerung der verschiedensten Abwehreinrichtungen, die bereits in physiologischer Breite vorhanden sind.

Diese anfänglichen Abwehrvorgänge bei einer Infektion sind in ihrer Bedeutung früher zweifellos sehr unterschätzt worden. Sie überschreiten die physiologische Breite nur wenig und das Charakteristicum der Spezifität fehlt ihnen, denn sie richten sich nicht gegen ein bestimmtes Antigen, z. B. einen bestimmten Infektionserreger. Die mangelnde Spezifität und die vielfach an sich geringe Größe dieser Schutzeinrichtungen, ferner der Umstand, daß ihr Nachweis meist nur mit rein physiologischen Methoden zu führen ist, haben zweifellos dazu beigetragen, daß die Immunitätsforscher ihr Vorhandensein und ihre Bedeutung übersehen haben oder doch zu gering einschätzten. Wenn uns auch die Stärke dieser Reaktionen im Vergleich zu der so ausgesprochenen spezifischer Antikörper, deren Elektivität uns immer wieder in Erstaunen setzt, gering erscheint, so ist doch die außerordentliche Vielheit dieser physiologischen Schutzeinrichtungen bemerkenswert, alle haben das gleiche Ziel: die soeben eingedrungene Schädlichkeit wieder zu entfernen. Die Gesamtwirkung ist also durchaus nicht gering einzuschätzen.

Zu diesen unspezifischen, meist noch zu den physiologischen gehörenden Reaktionen, die wir übrigens bisher nur zum Teil kennen, seien einige hervorgehoben. Ich folge der Einteilung von BUSSON in seiner grundlegenden Monographie. Es sind dazu zu rechnen hauptsächlich folgende Wirkungen: 1. *funktionelle* (z. B. Steigerung der Drüsentätigkeit), 2. *nutritive* (z. B. Gewichtszunahme), 3. *formative* (z. B. Blutneubildung, Vermehrung des Proteins im Blute durch direkte Abgabe von Zellproteinen an das Blut, Vermehrung der Globulinfraktion), 4. *entzündungs-* und *fieberregende* (s. Kap. Fieber S. 46), 5. *vasomotorische* (Herabsetzung der Capillardurchlässigkeit), 6. *Steigerung der Speicherungsfähigkeit der reticuloendothelialen Zellen*, 7. *Stoffwechselsteigerung* (dadurch rascherer Abbau- und Ausscheidung toxischer Intermediärprodukte), 8. *Erhöhung der Wirkungsschwelle für Arzneimittel* u. a. m. Diese unspezifischen Abwehreinrichtungen sind nach W. WEICHARDT der erste wirksame Schutz gegen die eingedrungenen Erreger. Erst viel später, wenn diese Schutzeinrichtungen gegenüber der Infektion versagt haben, erfolgt die *spezifische* Reaktion durch Bildung spezifischer Abwehrstoffe, die dann auch im Serum erscheinen können.

Durch Immunitätsstudien, die C. PH. MILLER mit Staphylokokken und Streptokokken im Institut für Infektionskrankheiten ausführte, wurde dieser

Autor zu der Auffassung geführt, daß es sich bei diesen Infektionen nicht um eine rein lokale Immunität handele, sondern daß dabei auch eine allgemeine Leistungssteigerung im Sinne W. WEICHARDTS für die anfänglichen Abwehrprozesse von Bedeutung sei.

Nomenklatur.

In den letzten Jahren ist auf diesem Gebiete der Ausdruck „Resistenzerhöhung" meines Erachtens vielfach falsch angewendet worden. Dieser Ausdruck kann sinngemäß nur dann gebraucht werden, wenn infektiöse Prozesse in Frage kommen, und zwar bei *nicht* bereits vorbehandelten oder infizierten Individuen. Nach den Ausführungen in den früheren Kapiteln handelt es sich bei der Resistenzerhöhung des normalen Tieres gegen infizierende Erreger um eine Zunahme *physiologischer Zelleistungen.* Die Resistenzerhöhung gehört zu den leistungssteigernden Maßnahmen. Unbedingt falsch aber und nicht im Interesse einer klaren Nomenklatur ist es, wenn beim *sensibilisierten oder spezifisch vorbehandelten* Tiere von einer Resistenzerhöhung nach unspezifischen Einflüssen gesprochen wird. Hier handelt es sich um *echte Immunitätsvorgänge,* um eine Vermehrung bereits *spezifisch* eingestellter Abwehreinrichtungen. Der leistungssteigernde Vorgang ist hier völlig anders zu beurteilen. Es treten hier z. B. *spezifische* Antikörper in vermehrter Menge im Serum auch nach *unspezifischen* Einflüssen auf oder wir beobachten starke Lokalreaktionen in Form von *Entzündungen,* z. B. die Herdreaktion des spezifisch durch Tuberkuloseinfektion veränderten Organismus. Nur in diesem Sinne können wir von einer unspezifischen Immunisierung sprechen, das ist also eine Erhöhung *spezifischer* Leistungen der bereits *spezifisch eingestellten* Zelle nach *unspezifischer* Beeinflussung.

Beim normalen, nicht vorbehandelten Individuum dagegen führt eine unspezifische Behandlung, also z. B. die Injektion irgendeines Eiweißes lediglich zur Vermehrung bereits *physiologisch vorhandener* Reaktionen. Es ist nicht recht einzusehen, warum neuere Autoren immer wieder, natürlich vergeblich, sich bemühen, nach unspezifischer Behandlung bei normalen Individuen Agglutinine oder andere *spezifische* Antikörper nachzuweisen.

Vielfach ist auch auf diesem Gebiete statt der von mir seit dem Jahre 1907 gewählten Bezeichnung „*aktivierende Spaltprodukte*" der Ausdruck „*Nekrohormone*" verwendet worden. Er stammt von dem Botaniker G. HABERLANDT, dessen Arbeit im Jahre 1921 erschien. Mag dieser Ausdruck für die von G. HABERLANDT auf botanischem Gebiete erhobenen Befunde zutreffend sein, eine Verallgemeinerung für die in dieser Monographie beschriebenen Vorgänge ist ebensowenig angängig wie eine Verallgemeinerung des Ausdruckes „*Resistenzerhöhung*". Der Ausdruck „*Nekrohormon*" setzt zunächst ein *Zugrundegehen von Zellen voraus,* damit leistungssteigernde Produkte entstehen. Diese Voraussetzung trifft durchaus nicht in allen Fällen zu. Ferner müssen wir mit dem Begriff „Hormon", wollen wir ihn nicht vollkommen verallgemeinern und damit zwecklos machen, eine gewisse *Spezifität* der *Wirkung* verknüpfen, die bei den klassischen Hormonen als Produkten innersekretorischer Drüsen, wie z. B. dem Insulin, zweifellos vorhanden ist und durch ihre Elektivität in die Augen fällt. Demgegenüber haben wir gesehen, daß die aktivierenden Spaltprodukte, die Wirkstoffe der unspezifischen Therapie, weder was die Herkunft, noch was die Wirkung anbetrifft, eine Spezifität im eigentlichen Sinne haben. Eine spezifische Wirkung ist hier vor allem von der *Dosierung* und dem *Zustand des Erfolgsorganes* abhängig.

Am Schlusse sei noch *eine Tabelle der hauptsächlich im Handel befindlichen Präparate zur unspezifisch-therapeutischen Injektionsbehandlung* angefügt.

Tabelle der hauptsächlich im Handel befindlichen Präparate für unspezifisch-therapeutische Injektionsbehandlung.

Ausgangsmaterial	*Präparate des Handels* (siehe die den betr. Präparaten beigegebenen Gebrauchsanweisungen)
Eigenserum	
Eigenblut	
Serum und Blut anderer normaler Personen	
Serum und Blut von Tieren	
Milch	Abijon (in Ampullen sterisiert) Aolan (Milch-Eiweißlösung, entfettet) Xifalmilch (mit toxischen Bakterieneiweißen) Hypertherman (mit Zusatz von Colivaccine)
Milchcasein	Yatrencasein Caseosan-Heyden
Lactalbumine	Protasin
Knorpelextrakte	Sanarthrit
Extrakte aus Gefäßen von Tieren	Telatuten
Extrakte aus Gehirn usw. . .	Promonta Neurosmon
Hydrolyseprodukte der Haut .	Detoxin-Wülfing
Krystallinisches Pflanzeneiweiß	Novoprotin
Deuteroalbumose	
Pepton	
Nucleoproteide	Phlogetan (biuretfrei)
Eiweiße verschiedener Bakterien	Omnival Omnadin (enthält außerdem Lipoide und Fette) Vaccineurin (Autolysat von Prodigiosus und Staphylokokken, in Stärke III noch Zusatz von Pyocyaneus) Neuroyatren (mit Yatrenzusatz) Colivaccine Typhusvaccine Streptokokkenvaccine Tuberkulin Stomosine (Autolysate von Staphylokokken, Streptokokken, Pneumokokken und Colibacillen) Stormin (apathogene Bakterien) Pyrifer Vaccinen aus verschiedenen Bakterien mit Yatrenzusatz

Ich glaube, mit dieser Zusammenfassung, die den neuesten Stand unserer Kenntnisse über die Grundlagen der unspezifischen Therapie beschreibt, den Fachkollegen, denen dieses Gebiet naheliegt, einen Dienst erwiesen zu haben.

Ohne die Hilfe der *Notgemeinschaft der Deutschen Wissenschaft*, die mich für diese Forschungen mit Mitteln unterstützt hat, wäre es mir nicht möglich gewesen, dieses Forschungsgebiet nach so vielen Richtungen hin auszubauen. Ich danke deshalb der Notgemeinschaft der Deutschen Wissenschaft für ihre fortgesetzten und großzügigen Unterstützungen.

Literaturverzeichnis.

ABDERHALDEN, E.: Lehrbuch der physiologischen Chemie, 5. Aufl., I. u. II. Teil. Wien u. Berlin: Urban & Schwarzenberg 1923.

ABELIN, L.: Beiträge zur Kenntnis der physiologischen Wirkung der proteinogenen Amine. Biochem. Z. 101, 197 (1920).

— Zur Kenntnis der Stoffwechselwirkung der Schilddrüsensubstanzen. Schweiz. med. Wschr. 1926, 538.

ACKERMANN, M.: Fortgesetzte Untersuchungen über Ermüdung des Muskels. Nr. 4. Der Einfluß der Temperatur auf die Ermüdung der Muskulatur des unversehrten Frosches. Z. Biol. 78, 330 (1923).

AGULHON, H. et R. LEGROUX: Contribution à l'étude des vitamines utilisables à la culture des microorganismes. Application au bacille de l'influenza (B. DE PFEIFFER). C. r. Acad. Sci. Paris 167, 597 (1918).

AMSTAD, E.: Über den Einfluß intravenöser Eiweißinjektionen auf den respiratorischen Grundumsatz. Biochem. Z. 145, 168 (1924).

ARLOING, F. u. L. LANGERON: Versuche über Abschwächung anaphylaktisierender Eigenschaft eines Caseinpeptons durch Formalinisierung. C. r. Soc. Biol. Paris 93, 1308 (1925).

— — Variationen der anaphylaxieeregenden Eigenschaft gewisser Proteinsubstanzen nach den Stadien ihres künstlichen Abbaus. Cr. Soc. Biol. Paris 93, 1305 (1925).

ASCHOFF, L.: Das reticuloendotheliale System und seine Beziehungen zur Gallenfarbstoffbildung. Münch. med. Wschr. 1922, 1352.

— Das reticuloendotheliale System. Erg. inn. Med. 26, I (1924).

— u. K. KIYONO: Die vitale Carminspeicherung. Jena: Gustav Fischer 1914.

ASHER, L.: Über chemische Regulation des Herzens durch die Leber. Klin. Wschr. 1923, 2285.

— Studien über antagonistische Nerven. Prüfung der angeblichen humoralen Übertragbarkeit der Herznervenwirkung. Nach Versuchen mit J. ABELIN, M. ERB u. N. SCHEINFINKEL: Z. Biol. 78, 297 (1923).

— Über die chemischen Wirkungen der Herznervenreizung. Pflügers Arch. 210, 689 (1925).

— Die physikalische und chemische Wirkungsweise des Sympathicus, vornehmlich auf die Muskulatur. Klin. Wschr. 1932, 1292.

BARÁTH, E.: Experimental studies on the reacting power of asthenic persons, with special reference to their antibody production. Amer. J. med. Sci. 171, 855 (1926).

BERGER, W.: Das Verhalten des Serumproteins nach Seruminjektionen. Schweiz. med. Wschr. 1922, 225.

— u. F. I. LANG: Ein histopathologischer Beitrag zur Histaminhypothese der allergischen Reaktion. Z. Hyg. 113, 206 (1931).

BESREDKA: Antianaphylaxie. Jber. Immun. forsch. 8, 91 (1911).

— Die lokale Immunisierung. Leipzig: Johann Ambrosius Barth 1926.

BIELING, R.: Eine Methode zur quantitativen Bestimmung der Atmung von Mikroorganismen und Zellen. Zbl. Bakter. Orig. 90, 49 (1923).

— Untersuchungen über die intramolekulare Atmung von Mikroorganismen. Z. Hyg. 100, 270 (1923).

BISHOP, G. and A. J. KENDALL: Amer. J. Physiol. 85, 546, 561 (1928); 88, 77 (1929).

BOGENDÖRFER, L.: Hemmungsstoffe aus Bakterien und ihren Kultursubstraten. Z. exper. Med. 41, 620 (1924).

BORGER, G. u. T. PETERS: Chemisch-biologische Untersuchungen über wachstumsfördernde Stoffe. 1. Die Enzyme des Extraktes aus Hühnerembryonen. Hoppe-Seylers Z. 214, 91 (1933).

BRUNS, O. u. R. WYRSCH: Über die Wirkung des durch Antipyretika beeinflussten Pyriferfiebers. Münch. med. Wschr. 1934, 1999.

Büngeler, W.: Die Beeinflussung des Organstoffwechsels durch parenterale Reizkörperzufuhr. Frankf. Z. Path. **39**, 426 (1930).

— Die Gewebsatmung bei der Anaphylaxie. Z. exper. Med. **75**, 223 (1931).

— Die Sauerstoffaufnahme des Gesamtkörpers bei der Anaphylaxie. Z. exper. Med. **75**, 287 (1931).

— Beiträge zur pathologischen Physiologie der Entzündung. 4. Die Beeinflussung des Organstoffwechsels durch die hyperergische Entzündung. Frankf. Z. Path. **42**, 126 (1931).

— 6. Die Wirkung des Histamins auf den Gewebsstoffwechsel. Frankf. Z. Path. **44**, 1 (1932).

— 9. Der „Wasserfehler" bei Untersuchungen über die künstliche Beeinflussung des Organstoffwechsels. Frankf. Z. Path. **44**, 52 (1932).

— Schilddrüse und Gewebsoxydation. Klin. Wschr. **1933**, 933.

— Die experimentelle Erzeugung von Leukämie, aleukämischen Myelosen, Lymphadenosen und Lymphosarkom. Klin. Wschr. **1932**, 1982.

Bürger, M. u. M. Grauham: Über postoperativen Eiweißzerfall. Z. exper. Med. **35**, 16 (1923); **42**, 345 (1924).

Bumm, E.: Über die Beziehungen zwischen Zellstoffwechsel und Wachstum. Dtsch. med. Wschr. **1934**, 1173.

Buschke, A., A. Joseph u. L. Bermann: Entgiftungsversuche mit „Detoxin" und ihre therapeutische Verwertbarkeit. Münch. med. Wschr. **1928**, 297.

Busson, B.: Die Proteinkörpertherapie und Vaccinebehandlung. Wien. klin. Wschr. **1922**, Nr. 20.

— Prophylaxe und Therapie der Infektionskrankheiten und Idiosynkrasien mit spezifischen und unspezifischen Mitteln. Wien: Julius Springer 1932.

— Studien über den Mechanismus der Malaria- und Chinintherapie. Wien. klin. Wschr. **1927**, 577.

Cannon, W. B., Z. M. Bacq and R. M. Moore: Studies on the conditions of activity in endocrine organs. XXVI. A hormone produced by sympathetic action on smooth muscle. Amer. J. Physiol. **96**, 392 (1931). Ref. Kongreßzbl. inn. Med. **63**, 272 (1931).

Carrel, A. and L. Baker: The chemical nature of substances required for cell multiplication. J. of exper. Med. **44**, 503 (1926).

— — The effect of digests of pure proteins on cell proliferation. J. of exper. Med. **47**, 353 (1928).

— — Effect of liver and pituitary digests on the proliferation of sarcomatous fibroplasts of the rat. J. of exper. Med. **47**, 371 (1928).

Cloetta, M.: Über die Beziehungen zwischen chemischer Konstitution proteinogener Amine und ihrer Wirkung auf die Körpertemperatur und Blutdruck. Arch. f. exper. Path. **96**, 307 (1923).

— — H. Fischer u. M. R. van der Loeff: Die Biochemie von Schlaf und Erregung mit besonderer Berücksichtigung der Bedeutung der Kationen. Naunyn-Schmiedebergs Arch. **174**, 589 (1934).

Cole, S. W. and D. J. Lloyd: The preparation of solid and liquid media for the cultivation of the gonococcus. J. of Path. **21**, 267 (1916/17).

— and H. Onslow: On an substitute for peptone and a standard nutrient medium for bacteriological purposes. Lancet **2**, 9 (1916).

Conradi, H. u. R. Bieling: Über Fehlerquellen der Gruber-Widalschen Reaktion. Dtsch. med. Wschr. **1916**, 1280.

Curschmann, H.: Über die spezifische und unspezifische Hautreaktivität bei Seeklimaeinwirkungen. Med. Klin. **1934**, 1717.

Dale, H. H.: Über Kreislaufwirkung körpereigener Stoffe. 44. Kongr. dtsch. Ges. inn. Med., April 1932. Ref. Klin. Wschr. **1932**, 1003.

Dehio, K.: Zur Proteinkörpertherapie. Mitt. Grenzgeb. Med. u. Chir. **35**, 241 (1922).

Deutsch, D.: Histamin zur Therapie rheumatischer Erkrankungen. Med. Klin. **1931**, 1491.

DIEUDONNÉ, A. und W. WEICHARDT: Schutz- und Heilimpfung, spezifische und unspezifische Therapie, Serumtherapie, Chemotherapie, 12. Aufl. Leipzig: Johann Ambrosius Barth 1932.

DÖLLKEN, A. u. H. ROSENBERG: Experimentelle Beiträge zur parenteralen Proteinkörpereinwirkung. Über dasVerhalten vegetativer Nerven bei intavenöser Eiweißeinspritzung. Z. exper. Med. **36**, 365 (1924).

DOERR, R.: Die Bedeutung der Lipoide für die Cytotoxinforschung. Klin. Wschr. **1926**, 529.

— u. W. BERGER: Der Gehalt des Blutserums an artspezifischem Eiweiß. Z. Hyg. **193**, 147 (1932).

— u. K. V. RUSS: Studien über Anaphylaxie. Die Identität der anaphylaktisierenden und der toxischen Substanz artfremder Sera. Z. Immun.forsch. **2**, 109 (1909).

— — Studien über Anaphylaxie. Der anaphylaktische Immunkörper und seine Beziehungen zum Eiweißantigen. Z. Immun.forsch. **3**, 181 (1909).

DONATH, J. u. R. HEILIG: Über das Verhalten des Aminostickstoffes im künstlichen und natürlichen Fieber. Klin. Wschr. **1924**, 834.

— — Zur Wirkungsweise der Impfmalaria. Wien. klin. Wschr. **1926**, 353.

DUSTIN, A. P.: Les phénomènes d'accoutumance, de cinéphylaxie et d'épuisement dans l'allure des ondes des cinèses obtenues par injections répétées de proteines étrangères. C. r. Soc. Biol. Paris **87**, 1235 (1922).

DZSINICH, A. u. M. PÉLY: Änderung des Grundumsatzes im Histaminshock. Klin. Wschr. **1934**, 699.

EDELMANN, E. A.: Über die abortive Behandlung des akuten Gelenkrheumatismus. Wien. klin. Wschr. **1917**, 497.

EICHHOLTZ, F.: Katalyse in Pharmakologie und Medizin. Chem. Ztg. **1934**, 409.

EMBDEN, G., FR. KALBERLAH u. H. ENGEL: Über Milchsäurebildung im Muskelpreßsaft. Biochem. Z. **45**, 45 (1912).

— u. F. LAQUER: Über die Chemie des Lactacidogens. Z. physiol. Chem. **98**, 181 (1916/17).

— u. H. MEINCKE: Zit. nach EMBDEN, Med. Klin. **1919**, 270.

— G. SCHMITZ u. F. GRIESBACH: Über Milchsäurebildung und Phosphorsäurebildung im Muskelpreßsaft. Z.physiol. Chem. **93**, 1 (1914).

EULER, H. v. u. H. LARSSON: Bios und Faktor Z. Hoppe-Seylers Z. **223**, 189 (1934).

FERRANNINI, L. u. FICHERA, S.: Le tosini della Fatica. Riforma med. 1916, Nr 35—47.

FICHERA, G.: Letzte Beobachtungen und neue Tatsachen über die Versuche einer biologischen Behandlung der bösartigen Geschwülste. Z. Krebsforsch. **36**, 1 (1932).

FISCHER-WASELS, B.: Beiträge zur pathologischen Physiologie der Entzündung. Aufgaben und Wege zur Lösung. Frankf. Z. Path. **42**, 1 (1931).

— Experimentelle Grundlagen und Folgerungen der Regenerationstheorie der Geschwulstbildung. Klin. Wschr. **1932**, 1937.

— Die Hormone in ihrer Bedeutung für Entstehung und Wachstum der bösartigen Geschwülste. Endokrinol. **14**, 100 (1934).

FLECKSEDER, R.: Ausschwemmung von Typhusagglutininen durch Fieber verschiedener Herkunft. Wien. klin. Wschr. **1916**, 637.

— Über die Wirkung der Vaccinebehandlung des Typhus abdominalis. Wien. klin. Wschr. **1916**, 641.

FLUHRER, C.: Beeinflussung des Wachstums des Tuberkelbacillus bei vorher gesunden Ziegen, die mit gleichdosierten Quantitäten von Tuberkelbacillen infiziert worden sind. Zbl. Physiol. u. Path. Stoffwechs. **1909**, Nr 15.

FRAENKEL, E.: Über spezifische Behandlung des Abdominaltyphus. Dtsch. med. Wschr. **1893**, 985.

FREEMANN, L. and C. FUNK: The vitamine requirements of certain yeasts and bacteria. Proc. Soc. exper. Biol. a. Med. **19**, 198 (1922).

— — Nutritional factors in the growth of yeasts and bacteria. J. metabol. Res. **1**, 457, 469 (1922).

FRIEBOES, W.: Nachdenkliches zum Kochsalzproblem und seiner jetzigen Auswertung (Kochsalzstoß, Titrosalz, vegetative Dermatosen). Dtsch. med. Wschr. **1931**, 1698.

FRIEDBERGER, E.: Über die Intensität der Choleraamboceptoren beim Kaninchen unter dem Einfluß der Alkoholisierung und der Mischimpfung. Berl. klin. Wschr. **1904**, Nr 10.

FRIEDBERGER, E. u. N. MATSUDA: Über den Einfluß des Salvarsans auf die Intensität der Antikörperbildung beim Kaninchen. Ther. Mh. **1911**, H. 5, 288.

FRIEDEMANN, U. u. S. ISAAC: Weitere Untersuchungen über den parenteralen Eiweißstoffwechsel, Immunität und Überempfindlichkeit. Z. exper. Path. **4** (1907).

FRIEDRICH, K.: Versuche einer diätetischen Umstimmung bei Infektionskranken. Münch. med. Wschr. **1932**, 866.

FREUND, H.: Über die Entstehung von Giften im Blute. Med. Klin. **1920**, 437.

— Über die pharmakologischen Wirkungen des defibrinierten Blutes. Arch. f. exper. Path. **86**, 266 (1920); **88**, 39 (1921).

— Wärmeregulation und Eiweißumsatz. Arch. f. exper. Path. **88**, 216 (1920).

— Studien zur unspezifischen Reiztherapie. Arch. f. exper. Path. **91**, 272 (1921).

— u. E. GRAFE: Über das Verhalten von Gesamtstoffwechsel und Eiweißumsatz bei infizierten Tieren ohne Wärmeregulation (zugleich ein Beitrag zur Frage des toxogenen Eiweißzerfalles). Dtsch. Arch. klin. Med. **121**, 36 (1917).

GAZA, W. V.: Der Stoffwechsel im Wundgewebe. Bruns' Beitr. **110**, 347 (1917).

— Wundheilung, Transplantation, Regeneration und Parabiose bei höheren Säugern und beim Menschen. Handbuch der normalen und pathologischen Physiologie, **14**, 1141 (1926/27).

— Die Bedeutung der Gewebszerfallstoffe (Autolysate) für das regenerative Geschehen. Arch. klin. Chir. **121**, 378 (1922).

— Der Einfluß hypertonischer Salzlösungen auf das Granulationsgewebe (eine Kationenwirkung). Zbl. Chir. **1923**, Nr 22.

— Die Aktivierung des Mesenchyms. Klin. Wschr. **1925**, Nr 16.

— Über den Gewebszerfall. Klin. Wschr. **1926**, Nr 24.

— Die Autolyse des Sarkomgewebes. Virchows Arch. **263**, 396 (1927).

GIBBS, O. S. u. J. SZELÖCZY: Die humorale Übertragung der Chorda tympani-Reizung. Naunyn-Schmiedebergs Arch. I. Mitt. **168**, 32 (1932); II. Mitt. **168**, 64 (1932).

GÖBEL, A.: Beiträge zur pathologischen Physiologie der Entzündung. Der Sauerstoffverbrauch des Gesamtorganismus bei der aseptischen Entzündung. Inaug.-Diss. Frankfurt a. M., Juni 1931.

GOLDMANN, E.: Studien zur Biologie der bösartigen Neubildungen. Beitr. klin. Chir. **72**, 1 (1911).

— Der Verdauungsvorgang im Lichte der vitalen Färbung. Verh. Kongr. inn. Med. **30**, 145 (1913).

GOLLWITZER-MEIER, KL. u. A. BINGEL: Der Nachweis eines acetylcholinartigen Stoffes in der Haut. Naunyn-Schmiedebergs Arch. **173**, 173 (1933).

— u. M. L. OTTE: Über den Nachweis einer acetylcholinartigen Substanz bei der reflektorischen Gefäßerweiterung. Naunyn-Schmiedeberg Arch. **171**, 1 (1933).

GORDON, M. H., T. G. M. HINE and M. FLACK: An experimental study of the cultural requirements of the meningococcus. Together with an description of an easily prepared medium for that microorganism. Brit. med. J. 2, 678 (1916).

GOTTSCHALK, A.: Siehe LIPSCHÜTZ-GOTTSCHALK.

GRAFE, E.: Das Fieber und die Frage seiner Bekämpfung. Münch. med. Wschr. **1933**, 447.

GRASSMANN, W.: Über Wachstumsvitamine und -hormone und die Beziehung einiger thermolabiler Faktoren zu Wachstumsvorgängen. Z. Krebsforsch. **40**, 217 (1934).

GROER, F. V.: Zur Frage der Bedeutung aspezifischer ergotroper Wirkungen des Serums bei der Heilserumtherapie der Diphtherie. Z. exper. Med. 7, 171 (1918).

— Ein dosierbares und haltbares Typhusergotropin. Ther. Mh. **1916**, 521.

— Zur Frage der sog. Vaccine- oder Bakteriotherapie: „Ergotrope" Therapie des Typhus abdominalis. Münch. med. Wschr. **1915**, 1312.

GRÜNZWEIG-GRULEWSKI: Proteinkörpertherapie bei Störungen im vegetativen Nervensystem. Dtsch. Z. Nervenheilk. **107**, 57 (1928).

— Störungen des vegetativen Nervensystems und die Proteinkörpertherapie. Med. Klin. **1928**, Nr 33/34.

GRÜNZWEIG-GRULEWSKI: Randbemerkungen zur Heilfieberentzündungstheorie nach unspezifischen Mitteln. Med. Welt **1929**, 1401; **1931**, Nr 4.

HABERLANDT, L.: Das Hormon der Herzbewegung. Wien. klin. Wschr. **1926**, 1297.

— Über einen Erregungsstoff im Zentralnervensystem. Münch. med. Wschr. **1929**, 1240.

HABETIN, P.: Studien über Nucleinwirkung. I. Pyrogene Wirkung. Wien. klin. Wschr. **1919**, 1061.

— II. Nucleininjektionen bei Malaria. Wien. klin. Wschr. **1919**, 1091.

HAFFNER, F. u. T. KOMIYAMA: Untersuchungen zur pharmakologischen Wertbestimmung der Schilddrüsenpräparate. Arch. f. exper. Path. **107**, 69 (1925).

HANSEN, K.: Versuche über die Acetonitrilresistenz von mit Tyrosin, Tryptophan unter Zusatz von Jodkalium gefütterten Mäusen. Naunyn-Schmiedebergs Arch. **117**. 137 (1926).

HERXHEIMER, H., E. WISSING u. E. WOLFF: Spätwirkungen erschöpfender Muskelarbeit auf den Sauerstoffverbrauch. Klin. Wschr. **1926**. 1711.

HESS, W.: Beiträge zur pathologischen Physiologie der Entzündung. 3. Der Organstoffwechsel bei der aseptischen Entzündung. Frankf. Z. Path. **42**, 89 (1931).

HEUBNER, W.: Über den Begriff Reizstoffe. Klin. Wschr. **1925**, 1.

— Über Reizstoffe. Sitzgsber. Berl. med. Ges., 9. Nov. **1932**. Ref. Med. Klin. **1932**, 1660.

HOFF, F.: Unspezifische Therapie und natürliche Abwehrvorgänge. Berlin: Julius Springer 1930.

— Lehrbuch der spez. pathol. Physiol. Jena: G. Fischer 1935, 380.

HOLLIGER, M.: Untersuchungen über Ermüdung des Muskels. Nr. 1. Eine neue Methode zur Untersuchung der Ermüdung der willkürlichen Säugetiermuskulatur und die experimentelle Isolierung des relativ unermüdbaren Anteils derselben. Z. Biol. **77**, 261 (1923).

HORN, L. u. O. KAUDERS: Immunitätsstudien bei Malaria- und Recurrensinfektion. Klin. Wschr. **1929**, 164.

HUNT: J. Amer. med. Assoc. **49**, 204 (1907).

— Arch. int. Med. **35**, 671 (1925).

— u. SEIDELL: J. of Pharmacol. **2**, 15 (1910).

JAGGI, M.: Über das Wiederauftreten latent gewordener Agglutinine nach parenteraler Einverleibung von Deuteroalbumose oder Natrium nucleinicum. Z. Immun.forsch. **36**, 482 (1923).

JENA, E.: Über die chemische Schutzwirkung der Haut. Erg. Hyg. **9**, 564 (1928).

— u. HAUPT: Über ein aus der Haut gewonnenes Eiweißderivat mit bemerkenswerten Eigenschaften. Dtsch. med. Wschr. **1927**, 240.

JENKINS, C. E.: The serum constituents useful in the cultivation of the gonococcus. A method of sterilising serum; the relative merits of serum and muscle extract. J. of Path. **27**, 145 (1924).

JOSEPH, A.: Untersuchungen über den Antagonismus parasitologischer Infektionen in der Immunitätsperiode. Klin. Wschr. **1926**, 1466.

KAHLER, H. u. F. KNOLLMAYER: Über die Anwendung von künstlicher Hyperthermie als Ersatzmittel der experimentellen Fiebertherapie. Münch. med. Wschr. **1929**, 1941.

KALLÓS, P. u. L. KALLÓS-DEFFNER: Experimentelle Untersuchungen über Salvarsanallergie. Klin. Wschr. **1935**, 1074.

KAUDERS, O. u. E. STRANSKY: Experimentelle Untersuchungen über den Einfluß der unspezifischen Reiztherapie auf die peripherische Nervenfaser. Klin. Wschr. **1926**, 1182.

KAZNELSON, P. u. J. ST. LORANT: Allgemeine Leistungssteigerung als Fernwirkung therapeutischer Röntgenbestrahlung. Münch. med. Wschr. **1921**, 132.

— — Praktische Proteinkörpertherapie. Ther. Halbmh. **1921**, 266.

KEESER, E.: Über Entgiftungsmöglichkeiten im Organismus. Arch. f. exper. Path. **122**, 82 (1927).

KENDALL, A. J.: Proc. Soc. exper. Biol. a. Med. **24**, 316 (1927); J. inf. Dis. **40**, 689 (1927).

KLIGLER, I. J.: Yeast autolysate as a culture medium for bacteria. J. of Path. **4**, 183 (1919).
— Growth accessory substances for pathogenic bacteria in animal tissues. J. of exper. Med. **30**, 31 (1919).
KLINGE, R.: Hyperergie. Dtsch. med. Wschr. **1935**, 209 und 252.
KNORR, M. u. H. RUF: Bakterien und Bakteriophagen im Elektronenfeld. 1. Die bisherigen Arbeiten über die Wirkung der Kathodenstrahlen. Arch. f. Hyg. **113**, 92 (1934).
KÖGL, F.: Über die Chemie des Auxins und sein Vorkommen im Pflanzen- und Tierreich. Forschgn. u. Fortschr. **1932**, 409.
— Über Wuchsstoffe. Z. Krebsforsch. **40**, 203 (1934).
— A. J. HAAGEN-SMIT u. H. ERXLEBEN: Über ein Phytohormon der Zellstreckung. Reindarstellung des Auxins aus menschlichem Harn. 4. Mitteilung über pflanzliche Wachstumsstoffe. Hoppe-Seylers Z. **214**, 241 (1933).
KÖNIGER, H.: Krankenbehandlung durch Umstimmung (sog. „unspezifische Therapie") Leipzig: Georg Thieme 1929).
KOLLATH, W.: Vitaminähnliche Substanzen in ihrer Wirkung auf das Wachstum der Influenzabacillen (Bac. Pfeiffer). I. Mitt. Herstellung eines festen vitaminhaltigen Nährbodens und Verhalten der vitaminhaltigen Substanzen in diesem. Zbl. Bakter. I Orig. **93**, 506 (1924).
— II. Mitt. Die Wachstumsbeeinflussung der Influenzabacillen durch fremde Bakterien und ihre Zusammenhänge mit der Biologie des Influenzabacillus. Zbl. Bakter. I. Orig. **95**, 158 (1925).
— u. B. LEICHTENTRITT: Über eine den V-Faktor schädigende Serumsubstanz im Blut avitaminotischer Tiere, gemessen an den biologischen Veränderungen des Influenzabacillus. Zbl. Bakter. I Orig. **97**, 65 (1930).
KRAUS, R. u. S. MAZZA: Zur Frage der Vaccinetherapie des Typhus abdominalis. Dtsch. med. Wschr. **1914**, 1556; **1915**, 1147.
— u. I. PENNA: Über Heterobakteriotherapie und Proteintherapie. Wien. klin. Wschr. **1917**, 869.
KREHL, L. u. M. MATTHES: Über die Wirkungen von Albumosen verschiedener Herkunft sowie einiger diesen nahestehenden Substanzen. Arch. f. exper Path. **36**, 437 (1895).
KREIBICH, C.: Über die Hydroxylionenkonzentration des pathologischen Blutes (zur Wirkung des Quecksilbers). Wien. klin. Wschr. **1910**, 355; **1911**, 1419.
— Zur Wirkung des Quecksilbers. Arch. f. Dermat. Orig. **86**, 265 (1907).
KUO YÜAN DSCHANG: Entgiftung eingeatmeter Blausäure durch Schwefelpräparate. Inaug.-Diss. Würzburg 1928.
KYRLE: Fieber, ein wesentlicher Heilfaktor in der Syphilistherapie. Wien. klin. Wschr. **1917**, 707.
LANDSTEINER, K. u. J. VAN DER SCHEER: Über Erythrocytenantigene. Proc. Soc. exper. Biol. a. Med. **22**, 98 (1924); Zbl. Hyg. **12**, 247 (1926).
— and S. SIMMS: Production of heterogenetic antibodies with mixtures of the binding part of the antigen and protein. J. of exper. Med. **38**, 127 (1923).
LAUBENDER, W.: Über den Stoffwechsel im luftverdünnten Raume. II. Verhalten von Blut und Leber. Biochem. Z. **165**, 427 (1925).
LEHMANN, G.: Der Begriff körperliche Leistungsfähigkeit und die Möglichkeit der Hebung. Med. Welt **1934**, 906.
LEIMDÖRFER, A.: Über den Einfluß der parenteralen Eiweißzufuhr auf den Gasstoffwechsel. Biochem. Z. **133**, 409 (1922).
LETTERER, E.: Studien über Art und Entstehung eines Amyloids. Beitr. path. Anat. **75**, 486 (1926).
LETTERER, H.: Sitzber. physik.-med. Ges. Würzburg **1933**.
LEVADITI, C. et S. NICOLAU: Ectodermoses neurotropes études sur la vaccine. Ann. Inst. Pasteur **37**, 1 (1923).
LEWIN, C.: Der Stand der ätiologischen Krebsforschung. Erg. Hyg. **8**, 513 (1926).
LEWIS, TH.: The bloodvessels of the human skin and their responses. London: Shaw & Sons.

LINDIG, P.: Das Casein als Heilmittel. Münch. med. Wschr. **1919**, 921.

LIPSCHITZ, W.: Mechanismus der Giftwirkung aromatischer Nitroverbindungen, zugleich ein Beitrag zum Atmungsproblem tierischer und pflanzlicher Zellen. Hoppe-Seylers Z. **109**, 189 (1920).

— u. A. GOTTSCHALK: Die Reduktion der aromatischen Nitrogruppe als Indicator von Teilvorgängen der Atmung und der Gärung. Eine Methode zur vergleichend-quantitativen Bestimmung biologischer Oxydoreduktionen. 1. Mitt. Versuche an atmenden Zellen. Pflügers Arch. **191**, 1 (1921).

LLOYD, D. J.: On the importance of technical details in the preparation of an transparent blood-agar for the cultivation of the meningococcus. Brit. med. J. **2**, 143 (1916).

— On the chemical factors involved in the growth of the meningococcus. Brit. med. J. **1**, 11 (1917).

LOEWI, O.: Über Spontanerholung der Froschherzen bei unzureichender Kationenspeisung. Pflügers Arch. **170**, 677 (1918).

LOEWY, A.: Der heutige Stand der Physiologie des Höhenklimas. Erg. Hyg. **8**, 311 (1926).

LÖHR, H.: Über die Beeinflussung des Agglutinintiters bei Typhus abdominalis durch unspezifische Reize. Z. exper. Med. **24**, 57 (1921).

LÖNING, F. R.: Über den Gasstoffwechsel im anaphylaktischen Shock. Arch. f. exper. Path. **66**, 84 (1911).

LÜDKE, H.: Über die Bedeutung der Temperatursteigerung für die Antikörperproduktion. Dtsch. Arch. klin. Med. **95**, 425 (1909); Kongr. Naturforsch. u. Ärzte 1908.

LUITHLEN, F.: Zur Kenntnis der Wirkung der Vaccine. Wien. klin. Wschr. **1916**, 253.

LUKACS: Proteinkörpertherapie und vegetatives Nervensystem. Münch. med Wschr. **1926**, 1457.

LUSZTIG, A.: Die Wirkung der Röntgenstrahlen auf die spezifischen Immunkörper. Zbl. Bakter. **111**, 244 (1929).

MADSEN, TH.: Antitoxinbildung und Antitoxintherapie. Med. Klin. **1924**, 991.

— u. J. R. MÖRCH: Goldsalzbehandlung der experimentellen Kaninchentuberkulose. Z. Tbk. **48**, 237 (1927).

MALKIN, S. J.: Bedeutung der Methode der Quantititätsbestimmung des Komplements in der Klinik der unspezifischen Therapie. Z. Immun.forsch. **46**, 194 (1926).

MARTI, H.: Fortgesetzte Untersuchungen über die Ermüdung des Muskels und ihre Beziehung zur parasympathischen Innervation. Nr. 3. Z. Biol. **77**, 299 (1923).

MASCHMANN, E. u. F. LAIBACH: Über Wuchsstoffe. Biochem. Z. **255**, 446 (1932).

MATSUDA, TH.: Über die Verstärkung der Virulizidie des Blutes bei der Vaccineimmunität durch unspezifischen Reiz. Z. Immun.forsch. **41**, 44 (1924).

MELCZER, N. u. O. DAHMEN: Vergleichende Untersuchungen über den Wert der gegebräuchlichsten Proteinmittel bei mit Typhus immunisierten latenten Syphilitikern. Z. Immun.forsch. **52**, 469 (1927).

MEYER, H. H.: Pharmakologische Grundlagen der Reizkörpertherapie. Wien. med. Wschr. **1925**, Nr 25/26.

MEYER-BISCH, R.: Über den Schwefelgehalt verschiedener Körperflüssigkeiten unter normalen und pathologischen Zuständen. Biochem. Z. **150**, 23 (1924).

MILLER, C. PH. jr.: Untersuchungen über die sog. lokale Immunität bei experimenteller Staphylokokken- und Streptokokkeninfektion der Haut. Z. Hyg. **107**, 253 (1927).

MOLL, L.: Über Blutveränderungen und Eiweißinjektionen. Beitr. chem. Physiol. u. Path. **4**, 578 (1904).

MORO, E. u. W. KELLER: Über die Parallergie. Klin. Wschr. **1935**, 1.

MÜLLER, E. FR. u. W. F. PETERSEN: Die Bedeutung der physiologischen Schwankungen in den peripheren Leukocytenzahlen usw. Klin. Wschr. **1926**, 137; **1927**, 840.

— Über die Wirkung der Proteinkörperinjektion auf die Mageninnervation. Münch. med. Wschr. **1927**, 531, 588.

MÜLLER, E. FR. u. W. F. PETERSEN: Über das Verhalten der Skeletmuskulatur im Schüttelfrost. Münch. med. Wschr. 1927, 1218, 1276.

MUELLER, J. H.: Observation on bacterial metabolism. Proc. Soc. exper. Biol. a. Med. 18, 14 (1920).

— Growth-determining substances in bacteriological culture media. Proc. exper. Biol. a. Med. 18, 225 (1920).

— Studies on cultural requirements of bacteria. I. J. of Bacter. 7, 309 (1922); II. 7, 325 (1922).

— A new sulfur-containing amino-acid isolated from the hydrolytic products of protein. J. of biol. Chem. 56, 157 (1923).

MÜLLER, P. TH.: Über den Einfluß des Stoffwechsels auf die Produktion der Antikörper. Wien. klin. Wschr. 1914, 300.

MÜLLER, R. u. A. WEISS: Fieberbehandlung gonorrhoischer Komplikationen. Wien. klin. Wschr. 1916, 249.

NIELSEN, N. u. V. HARTELIUS: Die Bildung eines Wuchsstoffes (Gruppe B) auf chemischem Wege. Biochem. Z. 256, 2 (1932).

DE NITO, G.: Blutdrucksenkende Hormone als Ursache des Proteinshocks. Dtsch. med. Wschr. 1935, 339.

NONNENBRUCH: Die physiologischen Grundlagen der Proteinkörpertherapie. Münch. med. Wschr. 1928, 161.

OEHME, C., H. PAAL u. H. O. KLEINE: REID-HUNT-Reaktion, Schilddrüse und Hypophysenvorderlappen. Klin. Wschr. 1932, 1449.

— u. H. PAAL: Die REID-HUNT-Reaktion. Klinisches und Experimentelles. Erg. inn. Med. 44, 215 (1932).

OETTINGEN, V.: Zur Biologie des Blutplasmas. Münch. med. Wschr. 1921, 351.

OBERMAYER, F. u. E. P. PICK: Beiträge zur Kenntnis der Präcipitinbildung. Wien. klin. Wschr. 1904, 265.

OPITZ, E. u. W. FRIEDRICH: Die Freiburger Strahlenbehandlung des Uteruskrebses. Münch. med. Wschr. 1920, 1.

PAAL, H.: Über die Abhängigkeit der Schilddrüsenfunktion von alimentären und hormonalen Faktoren. Sitzgsber. natur-historisch-med. Ver. Heidelberg, 19. Juli 1932. Ref. Münch. med. Wschr. 1932, 1459.

PFALZ, I. G.: Über den Einfluß spezifischer und unspezifischer Proteinkörper auf die bactericide Kraft des Blutes bei Staphylokokken- und Gonokokkeninfektionen der weiblichen Genitalorgane. Arch. Gynäk. 134, 73 (1928).

— Über die Wirkung schwacher Röntgendosen auf die bactericide Kraft des Blutes. Dtsch. med. Wschr. 1929, 334.

— Wie reagiert die natürliche Immunität des Blutes auf Narkose und Anästhesie? Klin. Wschr. 1930, 1343.

PFEIFFER, H. u. F. STANDENATH: Über den Peptidasenhaushalt bei verschiedenen Fieberformen des Kaninchens. Klin. Wschr. 1926, 606.

PICK, E. P. u. HASHIMOTO: Über den intravitalen Eiweißabbau in der Leber sensibilisierter Tiere. Arch. f. exper. Path. 76, 589 (1914).

PLAUT, F.: Die Reizkörpertherapie der Paralyse. Z. Psychiatr. 95, 360 (1931).

POLLITZER, H. u. E. STOLZ: Untersuchungen zur Pathologie des respiratorischen Stoffwechsels. Wien. Arch. inn. Med. 10, 137 (1925); 12, 169 (1926).

POPOFF, M. u. A. DIMITROWA: Über eine Schwangerschaftsreaktion auf allgemeiner Zellstimulationsbasis. Arch. Gynäk. 154, 522 (1933).

PRAUSNITZ, C. u. G. MEISSNER: Die Messung der Bactericidie des menschlichen Blutes nach spezifischer u. unspezifischer Vorbehandlung. Zbl. Bakter. Orig. 94, 376 (1925).

REITER, H.: Über Milchtherapie. Dtsch. med. Wschr. 1918, 175.

RIBBERT, H.: Die Abscheidung intravenös injizierten gelösten Carmins in den Geweben. Z. allg. Physiol. 4, 201 (1904).

RIESSER, O. u. A. HADROSSEK: Über die Wirkung von Bestrahlung auf die Giftempfindlichkeit weißer Mäuse. Naunyn-Schmiedebergs Arch. 155, 139 (1930).

RIGLER, R. u. R. SINGER: Über das Herzhormon. Wien. biol. Ges., 17. Okt. 1927. Klin. Wschr. 1927, 2357.

Rössle, R.: Die geweblichen Äußerungen der Allergie. Wien. klin. Wschr. 1932, Nr 20 u. 21. — Allergie und Pathergie. Klin. Wschr. 1933, 574.

Roffo, N. H.: Krebs und Sarkom durch ultraviolette Sonnenstrahlen. Z. Krebsforsch. 41, H. 5 (1935).

Rosenstein, P. u. H. Köhler: Demonstration von einigen mit Knochenmarks-injektionen behandelten Carcinomkranken. Sitzgsber. Berl. med. Ges., 27. April 1932; Med. Klin. 1932, 705.

Roskin, Gr.: Arzneimittel und ultraviolette Strahlen in 10 Mitteilungen. IX. Mitt. Beiträge zur Analyse der kombinierten Therapie. Z. Immun.forsch. 69, 473 (1931).

Rostoski: Ber. 12. Kongr. inn. Med. 1905. Dtsch. med. Wschr. 1905, 691.

Rubens-Duval, H.: Quelques observations de cancers du corps thyroide traités par la protéinothérapie spécifique. (Einige Beobachtungen über Thyreoideakrebs, der mit spezifischer Proteintherapie behandelt wurde.) Bull. Assoc. franç. Étude Canc. 21, 215 (1932). Ref. Z. Krebsforsch. 37, 100 (1932).

Ruggerini, G.: L'azione delle sostanze aspecifiche sopraorganismi precedentemente immunizzati contro il tetano mediante anatossina tetanica, a immunità anti-tetanica scomparsa o fortemente diminuita. Boll. Ist. sieroter. milan. 8, 765 (1929).

Rumpf, T.: Die Behandlung des Typhus abdominalis mit abgetöteten Kulturen des Bac. pyocayneus. Dtsch. med. Wschr. 1893, 987.

Sachs, H.: Zur Frage der Proteinkörpertherapie. Ther. Halbmh. 34, 379 (1920).

— Grundlagen der Serum- und Immuntherapie. Handbuch der praktischen und wissenschaftlichen Pharmazie, 4, 812 (1926).

— Serologische Fragen bei der Proteinkörperanwendung. Dtsch. med. Wschr. 1927, 93, 140.

— Antigenstruktur und Immunisierungsverfahren. Erg. Hyg. 9, 1 (1928).

— u. v. Oettingen: Zur Biologie des Blutplasmas. Münch. med. Wschr. 1921, 351.

Saenger, J.: Untersuchungen über den respiratorischen Stoffwechsel des Kaninchens nach intravenöser Milchinjektion. Zschr. f. Biol. 76, 301, 1922.

Saxl, P.: Über die Einwirkung pyrogener Substanzen auf das Fieber, besonders bei Typhus abdominalis. Ver. inn. Med. u. Kinderheilk., 16. Dez. 1915; Wien. med. Wschr. 1916, 115.

Schein, H. u. O. Riesser: Über die Abhängigkeit der Narkoticawirkung am Muskel von der Calciumkonzentration und die Bedeutung des Calciums für die Erregbar-keit der motorischen Nervenendigungen. Naunyn-Schmiedebergs Arch. 177, 463 (1935).

Schilf, E.: Antagonismus und Synergismus im autonomen Nervensystem. Klin. Wschr. 1927, 193.

— Wirkung von Acetylcholin, Adrenalin, Histamin und Thymianextrakt auf die Bronchialschleimhautsekretion. Arch. f. exper. Path. 166, H. 1 (1932).

Schilling, E.: Die Sensibilisierung des vegetativen Systems durch Intracutan-injektion. Med. Klin. 1932, 1027.

— Z. klin. Med. 100, 742 (1924).

Schittenhelm, A.: Über Anaphylaxie vom Standpunkte der pathologischen Physio-logie und der Klinik. Jber. Erg. Immun.forsch. 6, 115 (1911); Freie Vereinig. Mikrobiol. 5. Tagg. Dresden 1911; Ber. Kongr. inn. Med. 1913, 55.

— Zur Proteinkörpertherapie. Münch. med. Wschr. 1919, 1403; 1921, 1476.

— Theorie und Praxis der Proteinkörperwirkung. Vortr. mikrobiol. Tagg. Würzburg. Med. Klin. 1922, 549.

— u. W. Weichardt: Über die Rolle der Überempfindlichkeit bei der Infektion und Immunität. Münch. med. Wschr. 1910, Nr. 34; 1911, Nr 16; 1912, Nr 2 u. 20.

— — Über die Änderung biologischer Eigenschaften von Eiweißkörpern bei ver-schiedenartigem Abbau. Zbl. Physiol. u. Path. Stoffwechs. 1910, Nr 17.

— — Über die celluläre Anaphylaxie. Enteritis anaphylactica, Conjunctivitis, Rhinitis anaphylactica (Heufieber) und deren sog. spezifische Heilung. Dtsch. med. Wschr. 1911, Nr 19.

— — Über die biologische Wirkung bestimmter parenteral einverleibter Eiweißspalt-produkte. Z. Immun.forsch. 14, 609 (1912).

Schittenhelm, A., W. Weichardt, W. Grieshammer u. F. Hartmann: Eiweißumsatz und Überempfindlichkeit. Z. exper. Path. u. Ther. 10 u. 11 (1912).
Schlesinger, W.: Über Aktivierung chronischer Malaria. Wien. Arch. inn. Med. 2,
421 (1921).
Schlossberger, H. u. E. Prigge: Beobachtungen bei der Recurrensinfektion syphilis-
und fambrösiekranker Kaninchen. Med. Klin. 1926. 1227.
Schmid, E.: Untersuchungen über Muskelermüdung. Nr. 2. Untersuchungen über
Muskelermüdung des Säugetieres bei isometrischen Tetani und über den Einfluß
des Sympathicus hierauf. Z. Biol. 77, 281 (1923).
Schmidt, R.: Über das Problem der Proteinkörpertherapie. Med. Klin. 1920, 695.
— Über Proteinkörpertherapie und über parenterale Zufuhr von Milch. Med. Klin.
1916, 171.
— Proteinkörpertherapie in „Neue deutsche Klinik" von G. Klemperer. Berlin:
Urban & Schwarzenberg 12, 411 (1934).
— u. P. Kaznelson: Klinische Studien über biologische Reaktionen nach parenteraler
Zufuhr von Milch und über Proteinkörpertherapie. Z. klin. Med. 83, 79 (1916).
— — Proteinkörpertherapie. Med. Klin. 1932, 317.
Schmidt-Ott, A.: Über die Beeinflussung der experimentellen Kaninchensyphilis
durch Trypanosomeninfektion. Arb. Inst. exper. Ther. Frankf. 45, 305 (1927).
Scholz, G.: Spezifische und unspezifische Therapie. Münch. med. Wschr. 1924, 1274.
— Aktivierung von Mikroorganismen durch Eiweißspaltprodukte aus abiureten
Körperextrakten. Inaug.-Diss. Erlangen 1924.
Schreiber, F. u. V. Villinger: Über die leistungssteigernde Wirkung kleinster
Metalldosen. Z. klin. Med. 120, 768 (1932).
Schuhmacher, P.: Zur Kombination der Röntgenbestrahlung mit intravenösen
Traubenzuckerinjektionen. Klin. Wschr. 1929, 585.
Schultz, M.: Steigerung der Amboceptorenbildung im Kaninchenserum durch intra-
venöse Deuteroalbumoseninjektion. Arch. f. Dermat. 135, 350 (1921).
Schwarze, W.: Über die erregbarkeitssteigernde Wirkung von Metallsalzen an der
Blutegelmuskulatur. Naunyn-Schmiedebergs Arch. 152, 91 (1930).
Seyderhelm, R. u. H. Grebe: Vitamine und Blut. Leipzig: J. A. Barth 1935.
Shearer, C.: On the presence of an accessory food factor in the nasal secretion and
its action on the growth of the meningococcus and other pathogenic bacteria.
Lancet 1917 I, 59.
— On the action of spinal fluid in stimulating the growth of the meningococcus.
Lancet 1917 II, 714.
Siebert, W. u. H. Petow: Über wachstumsfördernde Substanzen im arbeitenden
Muskel. Z. klin. Med. 101, 434 (1925/26).
Siegmund, H.: Untersuchungen über Immunität und Entzündung. Verh. dtsch.
path. Ges. 19. Tagg. Göttingen 33, 114 (1923).
— Gefäßveränderungen bei chronischer Streptokokkensepsis (Sepsis lenta). Zbl.
Path. 35, 276 (1924-25).
— Über einige Reaktionen der Gefäßwände und des Endokards bei experimentellen
und menschlichen Allgemeininfektionen. Verh. dtsch. path. Ges. 20. Tagg. Würz-
burg 1925, 260.
Sörensen, S. P. L.: Biochem. Z. 27, 46, 407 (1908).
Stahl, R.: Über das Wesen der „vegetativen Umstimmung" des Körpers und ihre
Bedeutung für Physiologie, Pathologie und Therapie. Med. Klin. 1923, 1625.
Starkenstein, E.: Proteinkörpertherapie und Entzündungshemmung. Münch. med.
Wschr. 1919, 205.
Stäubli, C.: Beitrag zur Frage der biologischen Beziehungen zwischen Mutter und
Kind. Arch. Kinderheilk. 49, (1909).
Stejskal, K.: Neue therapeutische Wege. Osmotherapie-Proteinkörpertherapie-
Kolloidtherapie. Wien u. Leipzig: Josef Safár 1924.
Storm van Leeuwen: Über die Bedeutung kleinsporiger Aspergillusarten (Typus
Aspergillus fumigatus) für die Ätiologie des Asthma bronchiale. Z. Immun.forsch.
44, 1 (1925).

Storm van Leeuwen: Allergische Krankheiten. Berlin: Julius Springer 1928.

Sträussler, E. u. G. Koskinas: Über den Einfluß der Malariabehandlung der progressiven Paralyse auf den histologischen Prozeß. Wien. med. Wschr. **1923**, Nr 17.

Strieck u. Wilson: Dtsch. Arch. klin. Med. **157**, 173 (1927).

Terada, M.: Untersuchungen über denjenigen Bestandteil des Blutes, welcher zum Wachstum der Influenzabacillen notwendig ist. Kitasato Arch. f. exper. Med. **2**, 62 (1918); **5**, 34 (1922).

Teutschländer: Verh. d. 28. Tagg. d. Deutschen Pathologischen Gesellschaft vom 27.—30. März 1935 in Gießen. Klin. Wschr. **1935**, 692.

Theilhaber, V.: Münch. med. Wschr. **1921**, 1013; **1922**, 1044.

Tiemann: Über ein wirksames Prinzip der Organextrakte für die Behandlung von Gefäßspasmen (Reflexan). Münch. med. Wschr. **1934**, 58.

Trommsdorf, R.: Experimentelle Studien über die Ursachen der durch verschiedene Schädlichkeiten bedingten Herabsetzung usw. Arch. f. Hyg. **59**, 1 (1906).

— Zur Frage der Steigerung des Agglutinintiters durch große Blutentziehungen. Z. Immun.forsch. Orig. **32**, 379 (1921).

Tsukahara, I.: Verlauf der Agglutininbildung bei Infektion normaler und immunisierter Tiere. Z. Immun.forsch. **32**, 410 (1921).

Urbach, E. u. St. Wolfram: Allergisierung und Deallergisierung. Klin. Wschr. **1935**, 1449.

Velden, R. von den: Klinisch-experimentelle Beiträge zur Kenntnis temperaturherabsetzender Substanzen. Dtsch. Arch. klin. Med. **113**, 324 (1914).

— Die Blutgerinnung nach parenteraler Zufuhr von Eiweißkörpern. Dtsch. Arch. klin. Med. **114**, 298 (1914).

— Beiträge zur parenteralen Proteinkörpertherapie. Berl. klin. Wschr. **1919**, 481.

— Zur Grippebehandlung. Dtsch. med. Wschr. **1918**, 1446.

Vollmer, H.: Über den Einfluß der Proteinkörperbehandlung auf den intermediären Stoffwechsel und den Blutzucker. Klin. Wschr. **1923**, 529.

— Untersuchungen über Zusammenhänge zwischen Gewöhnung, Überempfindlichkeit, Alter und Giftwirkung. Arch. f. exper. Path. **175**, 424 (1934).

Vorschütz, I.: Reiztherapie und quantitative Messung der Reizstärke an der roten Blutzelle. Z. klin. Med. **100**, 10 (1924).

Wagner v. Jauregg, J.: Über die Behandlung der progressiven Paralyse mit Staphylokokkenvaccine. Wien. med. Wschr. **1913**; Wien. klin. Wschr. **1921**, 171.

— Die Behandlung der progressiven Paralyse mit Malaria. Nobel-Vortrag in Stockholm. Stockholm: P. A. Norstedt och Söner 1928.

— — Der Mechanismus der Wirkung der Infektions- und Fiebertherapie. Klin. Wschr. **1935**, 481.

Walbum, L. E.: Therapeutic experiments with metal salts. Acta path. scand. (Kobenh.) **1**, 378 (1924).

— Metallsalztherapie. Dtsch. med. Wschr. **1925**, 1188; Z. Immun.forsch. **43**, 433 (1925); **47**, 213 (1926); **49**, 538 (1927); **61**, 146 (1929); Z. Tbk. **48**, 193 (1927); **51**, 209, 273 (1928).

— u. K. Berthelsen: Die Bedeutung der Metallsalze für die Wirkung der Blutlipasen. Z. Immun.forsch. **42**, 467 (1925).

Wald, A.: Beiträge zur pathologischen Physiologie der Entzündung. 2. Über morphologische Veränderungen des entzündungsfernen und des sensibilisierten Bindegewebes. Frankf. Z. Path. **42**, 76 (1931).

Watabe, I.: Der Einfluß parenteral einverleibten Pferdeserums auf den Stoffwechsel und die Körperzusammensetzung. Jb. Kinderheilk. **113**, 297 (1926).

Watanabe, K.: Quantitative Untersuchungen über die pharmakologisch wirksamen alkohollöslichen Stoffe der Meerschweinchenlunge und -leber. Z. Immun.forsch. **69**, 117 (1930).

Wehner, J.: Beeinflussen Narkotica die Wirkungen des Heilfiebers? Med. Klin. **1935**, Nr 15.

WEICHARDT, W.: Serologische Studien auf dem Gebiete der experimentellen Therapie. Stuttgart: Ferdinand Enke 1906.

— Training im Lichte der Immunitätslehre. Festschrift für J. ROSENTHAL. Leipzig: Georg Thieme 1906.

— Über die Wirkung gewisser parenteral entstehender Eiweißspaltprodukte. Z. Neur. Orig. **22**, 586 (1913/14).

— Über unspezifische Therapie von Infektionskrankheiten. Münch. med. Wschr. **1915**, 1525.

— Über Proteinkörpertherapie. Münch. med. Wschr. **1918**, 581.

— Über unspezifische Leistungssteigerung (Protoplasmaaktivierung). Münch. med. Wschr. **1919**, 289; **1920**, 91.

— Über septikämische Prozesse und ihre Beeinflussung durch leistungssteigernde Maßnahmen. Münch. med. Wschr. **1920**, 1085.

— Über die „Aktivierung“ durch unspezifische Therapie. Münch. med. Wschr. **1921**, 39, 365.

— Zur Frage der Überempfindlichkeit bei unspezifischer Therapie. Berl. klin. Wschr. **1921**, 872.

— Über die Aktivierung von Zellfunktionen durch leistungssteigernde Maßnahmen. Dtsch. med. Wschr. **1921**, Nr 31.

— Über die Aktivierung von Zellfunktionen durch leistungssteigernde Maßnahmen. Arch. f. Dermat. **138**, 160 (1922).

— Die Leistungssteigerung als Grundlage der Proteinkörpertherapie. Erg. Hyg. **5**, 275 (1922).

— Über Proteinkörpertherapie. Münch. med. Wschr. **1922**, 107.

— Die „Aktivierung“ der Körperzellen und Infektionserreger. Studien über Immunität und Virulenz. Klin. Wschr. **1922**, 1725.

— Über die theoretischen Grundlagen der Proteinkörpertherapie. Wien. klin. Wschr. **1924**, Nr 29 u. 30.

— Die Aktivierung der Infektionserreger. Jkurse ärztl. Fortbildg, Okt. **1922**.

— Aktivierung von pathogenen Mikroorganismen durch abiurete Körperextrakte. Z. Hyg. **104**, 145 (1925).

— Über unspezifische Therapie. Münch. med. Wschr. **1925**, 650.

— Theoretische Grundlagen der unspezifischen Behandlung mit besonderer Berücksichtigung praktisch wesentlicher Gesichtspunkte. Fortbildungsvortr. Bad Kreuznach in „Rekonvalescenz“. Leipzig: Georg Thieme 1925. Fortschr. Ther. **1926**, H. 5/6 (erweiterte Fassung).

— Unspezifische Immunität. Jena: Gustav Fischer 1926.

— Fortschritte auf dem Gebiete der unspezifischen Therapie. Münch. med. Wschr. **1927**, 490.

— Über Spezifität. Klin. Wschr. **1927**, 1555.

— Über das sog. Antivirus von BESREDKA. Dtsch. med. Wschr. **1927**, Nr 32.

— Über die Lehre von der Wirkung „aktivierender Spaltprodukte“. Dtsch. med. Wschr. **1927**, Nr 45.

— Über die Wuchsstoffe von Hefen. Dtsch. med. Wschr. **1927**, Nr 37.

— Über die Weiterentwicklung der Endotoxinlehre. Zbl. Bakter. I Orig. **106**, 342 (1928).

— Das Herzhormon. Med. Welt **1929**, Nr 14.

— Unspezifische Immunisierung. Handbuch der pathogenen Mikroorganismen von KOLLE-KRAUS-UHLENHUTH, 3. Aufl., Bd. I, S. 1147, 1929.

— Methoden der Erforschung unspezifscher Beeinflussungen. Handbuch der biologischen Arbeitsmethoden von E. ABDERHALDEN, Abt. XIII, Teil 2, S. 665.

— Über kolloidale Metallwirkungen (mit H. UNGER). Z. exper. Med. **1929**, 746.

— Über Hormone zweifelhafter Natur. Dtsch. med. Wschr. **1930**, 258.

— Biologisch-chemische Grundlagen der Umstimmungsbehandlung. Vortragsreihe (für ärztliches Fortbildungswesen in Preußen) in Wiesbaden vom 31. März bis 5. April 1930. Leipzig 1930.

WEICHARDT, W.: Über aktivierende Spaltprodukte und Gewebshormone. Klin. Wschr. **1931**, 153.
— Über Umstimmungstherapie. Forschgn. u. Fortschr. **1931**, Nr 32.
— Die Mittel der Eiweißumstimmungstherapie. Dtsch. med. Wschr. **1931**, 635.
— Über Reizwirkungen von Kanalgasen und Bodenluft. Arch. f. Hyg. **105**, 88 (1931).
— Über sog. Gewebsho mone. Wien. med. Wschr. **1932**, Nr 5.
— Zur Geschichte der unspezifischen Therapie. Klin. Wschr. **1932**, Nr 30.
— Über Luftuntersuchungen mit besonderer Berücksichtigung der auf den Warmblüterorganismus wirkenden Reizstoffe. Dtsch. med. Wschr. **1932**, Nr 39.
— Hat die Beeinflussung des Stoffwechsels Einfluß auf das Wachstum bösartiger Tumoren? Klin. Wschr. **1933**, 1060; Z. exper. Med. **90**, 297 (1933).
— Über Ermüdungsstoffe. Dtsch. med. Wschr. **1935**, Nr 33.
— Die Grundlagen der unspezifischen Therapie. Erg. Hyg. **16**, 1 (1934).
— u. H. APITZSCH: Über Fermentanregung. Biochem. Z. **90**, 337 (1918).
— u. L. RIEDMÜLLER: Weitere Studien über die Aktivierung von pathogenen Mikroorganismen durch abiurete Körperextrakte. Zbl. Bakter. **94**, 465 (1925).
— u. G. SCHOLZ: Über im Körper unter verschiedenen Bedingungen entstehende aktivierende Spaltprodukte. Klin. Wschr. **1923**, 2305.
— — Über Infektionserreger aktivierende Spaltprodukte aus dem tierischen Körper. Klin. Wschr. **1924**, 839.
— u. E. SCHRADER: Über unspezifische Leistungssteigerungen (Protoplasmaaktivierung). Münch. med. Wschr. **1919**, 289.
— u. E. SCHWENK: Über ermüdend wirkende Eiweißspaltprodukte und ihre Beeinflussung. Z. physiol. Chem. **83**, 381 (1913); Z. Immun.forsch. Orig. **19**, 528 (1913).
— u. H. UNGER: Über kolloidale Metallwirkungen. Z. exper. Med. **67**, 746 (1929).
WENT, F. A. F.: Wuchsstoffe und ihre Rolle beim Photo- und Geotropismus. Dahlemer biologischer Abend am 22. April 1932. Angew. Chem. **1932**, 392.
WETZEL: Beitrag zur Frage der diagnostischen Bedeutung des Milchfiebers. Z. klin. Med. **1920**, 253.
WILDIERS, E.: Nouvelle substance indispensable au développement de la levure. Cellule **18**, 313 (1901).
WINTERSTEIN, A. u. K. SCHÖN: Chemie der Vitamine und Hormone. Erg. Hyg. **14**, 436 (1933).
WOLPE, G.: Über Aminosäuren im Blutserum, im Liquor cerebrospinalis und in Punktionsflüssigkeiten. Münch. med. Wschr. **1924**, 363.
WRIGHTsche Technik s. Lehrbuch der Schutz- und Heilimpfung, spezifischen und unspezifischen Therapie, Serum- und Chemotherapie von DIEUDONNÉ-WEICHARDT, 12. Aufl., S. 224. Leipzig: Johann Ambrosius Barth 1932.
ZIEGLER, K.: Dtsch. med. Wschr. **1931**, Nr 11/12; Z. exper. Med. **77**, 726 (1931).
ZIPF, K. u. E. BARTSCHER: Die Inaktivierung von biogenen Aminen und anderen Stoffen durch Formaldehyd. Naunyn-Schmiedebergs Arch. **171**, 592 (1933).
— u. J. BRÄKLING: Zur Pharmakologie der Hefesubstanzen. Naunyn-Schmiedebergs Arch. **171**, 603 (1933).
— u. W. GIESE: Über die Wirkung adenosinartiger Stoffe und einiger Organextrakte auf die Capillaren. Naunyn-Schmiedebergs Arch. **171**, 111 (1933).
— u. P. HÜLSEMEYER: Histaminähnliche Stoffe und Spätgift im Blut. Naunyn-Schmiedebergs Arch. **173**, 1 (1933).
ZONDEK, G. S.: Über die Bedeutung der Calcium- und Kaliumionen bei Giftwirkungen am Herzen. Arch. f. exper. Path. **87**, 342 (1920).

Carl Ritter G. m. b. H., Wiesbaden.

VERLAG VON JULIUS SPRINGER / BERLIN

Schutz- und Angriffseinrichtungen. Reaktionen auf Schädigungen.

Bearbeitet von M. Askanazy, R. Doerr, H. Erhard, F. Flury, W. Goetsch, F. Hildebrandt, M. Jacoby, H. Loewenthal, F. Neufeld, H. Przibram, H. Sachs, H. Schlossberger, E. Starkenstein, E. Witebsky. (Bildet Band XIII vom „Handbuch der normalen und pathologischen Physiologie".) Mit 75 zum Teil farbigen Abbildungen. XI, 983 Seiten. 1929.

RM 82.80; gebunden RM 89.82

Aus dem Inhalt: **Die Immunitätsvorgänge und deren Grundlagen.**

Antigene und Antikörper. Von Professor Dr. H. Sachs - Heidelberg. I. Begriffe und Probleme. II. Die Beziehungen zwischen Antigenen und Antikörpern. III. Der Nachweis der Antigen-Antikörper-Reaktionen. IV. Die Spezifität der Antigen-Antikörper-Reaktionen. V. Antigenstruktur und Antigenfunktion. a) Komplexe Antigene. b) Das konstitutionelle Moment bei der Entfaltung der Antigenfunktion (Konstitutionsserologie). c) Die Konkurrenz der Antigene. d) Die Disponibilität von Antigenfunktionen. VI. Die Entstehung der Antikörper. Seitenkettentheorie.

Antifermente und Fermente des Blutes. Von Professor Dr. M. Jacoby - Berlin.

Biologische Spezifität: Von Privatdozent Dr. E. Witebsky - Heidelberg. A. Einleitung. B. Artspezifität. 1. Nachweis artspezifischer Antigenstrukturen. 2. Verwandtschaftsreaktionen. 3. Unterscheidung von Pflanzeneiweiß. 4. Das materielle Substrat artspezifischer Differenzierung. C. Heterogenetische Systeme. 1. Das Forssmansche Antigen. 2. Weitere heterogenetische Antigene. D. Die Lehre von den Blutgruppen. 1. Die vier Blutgruppen des Menschen (Landsteinersche Regel). 2. Vererbungsmodus der Blutgruppenmerkmale. 3. Bedeutung der Gruppenunterschiede für die Klinik. 4. Gruppenspezifische Antisera. 5. Anthropologie und Blutgruppen. 6. Gruppenmerkmale bei Tieren. 7. Untergruppen. 8. Das Phänomen von Thomson-Friedenreich. 9. Technik der Blutgruppenbestimmung. E. Organspezifität. 1. Die Unterscheidung der Bestandteile des Blutes. 2. Organspezifität der Linse. 3. Organspezifität des Gehirns. 4. Betrachtungen zur Pathogenese metasyphilitischer Erkrankungen. 5. Organspezifität der Organe meso- und entodermalen Ursprungs. 6. Das Thyreoglobulin. 7. Differenzierung pathologisch veränderter Organe. 8. Differenzierung von Eigelb und Eiweiß. 9. Differenzierung von Geschlechtszellen. 10. Differenzierung von Sekreten und Exkreten. F. Schlußbetrachtung.

Immunität. Von Regierungsrat Professor Dr. H. Schlossberger - Berlin-Dahlem. I. Allgemeines über Immunität. II. Natürliche Immunität. A. Die Krankheitserreger, Begriff der Virulenz. B. Allgemeines über Resistenz. C. Faktoren der Resistenz. D. Die Beeinflussung der natürlichen Resistenz durch endogene und exogene Einwirkungen. a) Abhängigkeit der Resistenz von dem Allgemeinzustand des Organismus. b) Resistenz und exogene Einflüsse. III. Aktiv erworbene Immunität. A. Erscheinungsformen der aktiven Immunität. B. Aktive Immunität und Stoffwechsel. C. Wesen der aktiv erworbenen Immunität. a) Humorale und celluläre Immunität. b) Immunität und Überempfindlichkeit.

Allergische Diathese und allergische Erkrankungen.

Von Dr. Hugo Kämmerer, Professor der Universität München, Leitender Arzt der Inneren Abteilung des Nymphenburger Krankenhauses zu München. Zweite, vermehrte und verbesserte Auflage. Mit 4 Abbildungen. IX, 359 Seiten. 1934. RM 26.—; gebunden RM 29.60

Allgemeine Konstitutionslehre in naturwissenschaftlicher

und medizinischer Betrachtung. Von Dr. med. Dr. jur. h. c. Otto Naegeli, Dr. der Naturwissenschaften h. c., o. ö. Professor der Inneren Medizin an der Universität und Direktor der Medizinischen Universitätsklinik Zürich. Zweite Auflage. Mit 32 zum Teil farbigen Abbildungen. VII, 190 Seiten. 1934.

RM 15.—; gebunden RM 16.20

VERLAG VON JULIUS SPRINGER / WIEN

Probleme der pathologischen Physiologie im Lichte neuerer immunbiologischer Betrachtung.

Vortrag, gehalten anläßlich der Jahresversammlung der Wiener Gesellschaft für Mikrobiologie am 20. Dezember 1927. Von Dr. Hans Sachs, o. Professor an der Universität Heidelberg. (Sonderabdruck aus „Wiener klinische Wochenschrift", 1928, Heft 13.) II, 23 Seiten 1928. RM 1.80

ZU BEZIEHEN DURCH JEDE BUCHHANDLUNG